BEI GRIN MACHT SICH IHR WISSEN BEZAHLT

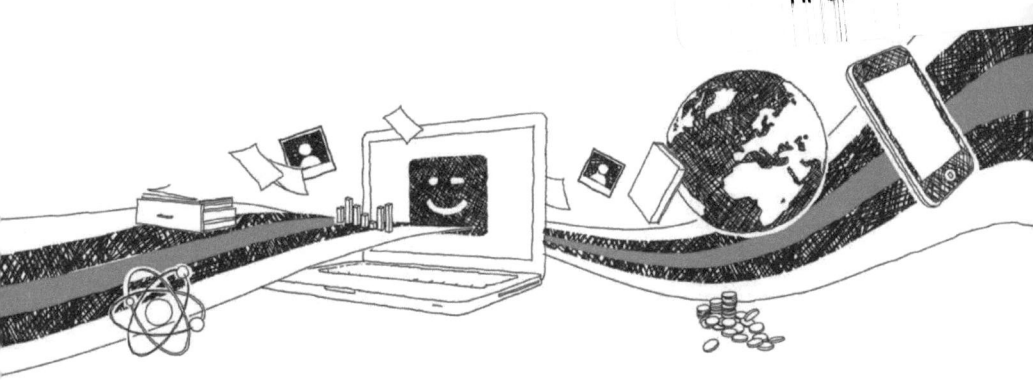

- Wir veröffentlichen Ihre Hausarbeit,
  Bachelor- und Masterarbeit

- Ihr eigenes eBook und Buch -
  weltweit in allen wichtigen Shops

- Verdienen Sie an jedem Verkauf

Jetzt bei www.GRIN.com hochladen
und kostenlos publizieren

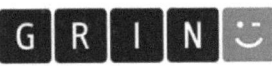

Peter Ermert

Outsourcing von krankenhausspezifischen Leistungen

Möglichkeiten und Grenzen unter Berücksichtigung rechtlicher und wirtschaftlicher Aspekte

GRIN Verlag

Bibliografische Information der Deutschen Nationalbibliothek:

Die Deutsche Bibliothek verzeichnet diese Publikation in der Deutschen National-
bibliografie; detaillierte bibliografische Daten sind im Internet über http://dnb.d-
nb.de/ abrufbar.

Impressum:

Copyright © 2011 GRIN Verlag, Open Publishing GmbH
Druck und Bindung: Books on Demand GmbH, Norderstedt Germany
ISBN: 978-3-656-82931-7

Dieses Buch bei GRIN:

http://www.grin.com/de/e-book/277626/outsourcing-von-krankenhausspezifischen-
leistungen

GRIN - Your knowledge has value

Der GRIN Verlag publiziert seit 1998 wissenschaftliche Arbeiten von Studenten, Hochschullehrern und anderen Akademikern als eBook und gedrucktes Buch. Die Verlagswebsite www.grin.com ist die ideale Plattform zur Veröffentlichung von Hausarbeiten, Abschlussarbeiten, wissenschaftlichen Aufsätzen, Dissertationen und Fachbüchern.

Besuchen Sie uns im Internet:

http://www.grin.com/

http://www.facebook.com/grincom

http://www.twitter.com/grin_com

Universität Witten/Herdecke

Fakultät für Medizin

Master-Fernstudiengang
„Management von Gesundheits- und Sozialeinrichtungen"

Masterarbeit

Outsourcing von krankenhausspezifischen Leistungen

–

Möglichkeiten und Grenzen unter Berücksichtigung rechtlicher und wirtschaftlicher Aspekte

Verfasser: Peter Ermert

Inhaltsverzeichnis Seite

Abbildungsverzeichnis

Tabellenverzeichnis

1. Einleitung und Methodik

In den letzten Jahrzehnten hat sich das Umfeld des Krankenhausmanagements in besonderem Maße verändert. Bestimmend für diesen Wandel sind insbesondere folgende Gesichtspunkte:

Der medizinische Fortschritt bewirkt, daß die Nachfrage von Krankenhausleistungen auf ein immer stärker differenziertes und qualitativ besseres Leistungsangebot trifft. Folglich geraten die Leistungsmöglichkeiten in ein Spannungsverhältnis zu den begrenzt vorhandenen finanziellen Ressourcen, die zu einer zunehmenden Ökonomisierung des Krankenhausbetriebs führen. Darüber hinaus führt der medizinische Fortschritt zunehmend zu einer Form der Hochleistungsmedizin, die zwar nicht unbedingt eine unmittelbare Behandlung der jeweiligen Krankheit in Form der Heilung ermöglicht, jedoch immerhin zu einer signifikanten Verlängerung der Lebenszeit und –qualität führt. Auch dieser Umstand trägt zu einer Ökonomisierung des Leistungsgeschehens im Krankenhaus bei. Zunehmend und teilweise auch durch den Gesetzgeber bedingt, (siehe § 135a SGB V) rückt die Berücksichtigung von Erfordernissen aus dem Qualitätsmanagement und damit auch der Anspruch auf stetige Verbesserung der Leistung in den engeren Aufgabenbereich des Krankenhausmanagements. Einher geht diese Entwicklung mit den ständigen Ansprüchen, die eigene Wettbewerbsfähigkeit auf dem Krankenhausmarkt zu steigern und aufgrund begrenzter Mittel die personellen und sachlichen Ressourcen sparsamer einzusetzen.[1]

Schon allein dadurch finden die finanziellen Grenzen eine stärkere Beachtung. Eine wichtige Rolle spielt auch der gesellschaftliche Wertewandel wodurch die Arbeitssituation im Krankenhaus bestimmt wird. Das Leitbild des Krankenhauses ist zunehmend nicht mehr nur vom Dienst an der Gemeinschaft geprägt, sondern vielmehr werden auch eigene erwerbswirtschaftliche Ziele durch den Betrieb eines Krankenhauses bestimmt.

Die schleichende Privatisierung der Krankenhauslandschaft verstärkt diesen Effekt zusätzlich.

---

[1] Henke/Berhanu/Mackenthun: Die Zukunft der Gemeinnützigkeit von Krankenhäusern, S. 6; Wodarz/Sellmann: Neuausrichtung von Krankenhäusern – Handlungsoptionen und regulatorische Vorgaben, S. 466; Rinken: Alternativen zur Privatisierung, S.198; Erler: Outsourcing von Krankehausleistungen, S. 9.

- Einleitung und Methodik -

Abbildung 1: Entwicklung der Anzahl der Krankenhäuser

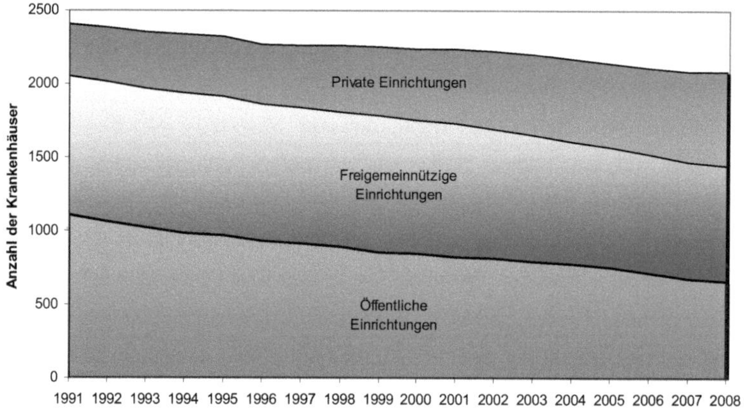

Quelle: Eigene Darstellung. Statistisches Bundesamt, Gesundheit, Grunddaten der Krankenhäuser, Reihe 6.1.1., Tabelle 1.4.

Aus der Abbildung 1 geht hervor, daß sich die Anzahl der zur Verfügung stehenden Einrichtungen stetig verringert, es findet auf dem Krankenhaussektor ein Umbruch statt. Auf den zweiten Blick sieht man darüber hinaus, daß der Anteil der privaten Einrichtungen zu Lasten der freigemeinnützigen und öffentlichen Krankenhäuser steigt.

Zusammenfassend ist festzuhalten, daß sich die Rahmenbedingungen in der Krankenhauswirtschaft wesentlich geändert haben. So wird immer mehr die medizinische Leistungsfähigkeit, durch die finanzielle Leistungsfähigkeit bestimmt. Der Aspekt einer „wirtschaftlichen Leistungserbringung" ist in der Krankenhauslandschaft angekommen.[2]

Auch in jüngster Zeit vergeht kaum ein Tag, ohne daß in den Medien Berichte über das Gesundheitssystem erscheinen. Es ist ein Thema nie enden wollender Berichterstattung. Vorrangiger Dreh- und Angelpunkt dieser Berichterstattung ist dabei vornehmlich nicht nur der Ärztemangel, sondern immer wieder wird auch auf Probleme der Finanzierbarkeit des gesamten Systems eingegangen.[3]

Im Mai diesen Jahres verstärkte sich dieses Problem durch den Ärztestreik an den kommunalen Krankenhäusern. Er zog weitere Gehaltssteigerungen nach sich und brachte die Kliniken nach Ansicht mancher Experten „an die Grenze

---

[2] Eichhorn, Schmidt-Rettig: Notwendigkeit und Empfehlungen für einen Paradigmenwechsel der Leistungsorganisation des Krankenhauses, S. 10f.
[3] Frank: Einschnitte für Ärzte, Krankenhäuser und Patienten, S. 6; Frank: Krank gespart, S. 2.

des Zumutbaren".[4] Auf jeden Fall entstanden damit höhere Finanzierungs-kosten, die irgendwie aufgefangen werden müssen.

Auch hier zeigt sich, daß die Krankenhäuser als zentrale Dienstleister des Gesundheitssystems dem Problem der stetig steigenden Finanzierungskosten in besonderem Maße unterworfen sind. So ist es auch nur verständlich, daß im Krankenhausbereich besondere Anstrengungen unternommen werden, den gestiegenen medizinischen und organisatorischen Anforderungen gerecht zu werden und damit eine noch wirtschaftlichere Leistungserbringung zu er-möglichen.

Ein Ansatzpunkt dieser Anstrengungen rückt dabei immer mehr in den Vorder-grund: Outsourcing.

Bereits seit Jahren folgt die Krankenhauslandschaft diesem nachhaltigen Trend und aller Voraussicht nach ist kein Ende in Sicht.[5] Mitunter wird es sogar als häufigste Form der Finanzierungssurrogate im Gesundheitswesen bezeichnet, auf jeden Fall aber ist es zu einem üblichen Instrument im Rahmen der Krankenhausführung geworden.[6] Jedoch stehen dabei den erstrebten Kosten-vorteilen auch nachhaltige Gefahren entgegen. So wurden sowohl beim Hygieneskandal der Städtischen Kliniken München, als auch bei den verun-reinigten Infusionen an der Uniklinik in Mainz im Sommer Vorwürfe laut, die diese Probleme auf Sparzwänge zurückführten.[7]

In der vorliegenden Arbeit sollen deshalb die Möglichkeiten und Risiken des Outsourcings in der Praxis des Krankenhausbetriebs anhand einer Literatur-analyse aufgezeigt werden. Ein besonderes Augenmerk wird dabei darauf gelegt, inwieweit wirtschaftliche und rechtliche Vorgaben und Besonderheiten zu beachten sind.

---

[4] Ossen: Der Ärztestreik und seine Folgen, S. 609.
[5] Decker: Das große Handbuch Management für soziale Institutionen, S. 42f.
[6] Fleßa: Grundzüge der Krankenhausbetriebslehre, S. 172. Wollenschläger/Harbou v.: Arbeits-rechtliche Fragen bei Privatisierungs- und Outsourcingmaßnahmen in öffentlichen Kranken-häusern; NZA, 19/2005, S. 1082; Kirchner, Michael: Outsourcing nicht-medizinischer Leistungen für Krankenhäuser, S. 159ff.
[7] Widman: Die Katastrophe einer Nacht, S. 2; Schmid: Antrag zur dringlichen Behandlung in der Vollversammlung am 28.07.2010; Kastner: Eine Art Bankrotterklärung – Zwei interne Papiere beschreiben die teilweise chaotischen Zustände in der Sterilgutaufbereitung im städtischen Klinikum Bogenhausen, S. 6.

2. Grundlagen der Untersuchungsfelder

Als Voraussetzung zum tieferen Verständnis der folgenden Ausführungen werden zunächst die Grundbegriffe geklärt, um danach die verschiedenen Formen des Outsourcings zu beschreiben. Im Anschluß daran erfolgt die Untersuchung der wirtschaftlichen und rechtlichen Aspekte unter Berücksichtigung der Möglichkeiten und Grenzen.

2.1 Krankenhausspezifische Leistungen

2.1.1 Begriff des Krankenhauses

Eine einheitliche Definition des Begriffs Krankenhaus existiert nicht, so daß in der Literatur je nach Untersuchungsgegenstand unterschiedliche Begriffsbestimmungen herangezogen werden.[8] In § 107 Abs. 1 SGB V bietet der Gesetzgeber für den Bereich der gesetzlichen Krankenversicherung eine Legaldefinition an, die im Rahmen dieser Arbeit verwendet werden soll. Danach sind Krankenhäuser Einrichtungen, die:

- der Krankenhausbehandlung oder Geburtshilfe dienen, fachlich-medizinisch unter ständiger ärztlicher Leitung stehen, über ausreichende, ihrem Versorgungsauftrag entsprechende diagnostische und therapeutische Möglichkeiten verfügen und nach wissenschaftlich anerkannten Methoden arbeiten,

- mit Hilfe von jederzeit verfügbarem ärztlichem, Pflege-, Funktions- und medizinisch-technischem Personal darauf eingerichtet sind, vorwiegend durch ärztliche und pflegerische Hilfeleistung Krankheiten der Patienten zu erkennen, zu heilen, ihre Verschlimmerung zu verhüten, Krankheitsbeschwerden zu lindern oder Geburtshilfe zu leisten,

und in denen

- die Patienten untergebracht und verpflegt werden können.

Das Krankenhausfinanzierungsgesetz (KHG) bietet in § 2 KHG eine zwar verkürzte, aber im Wesentlichen gleiche Begriffsbestimmung an.

2.1.2 Krankenhausspezifische Leistungen als Dienstleistung

Aufgrund dieser zu erbringenden Leistungen werden Krankenhäuser in die Kategorie der Dienstleistungsbranche eingeordnet.

---

[8] Theisen: Outsourcing diagnostischer und therapeutischer Leistungen im Krankenhaus, S. 8; Haubrock, Schär: Betriebswirtschaft und Management im Krankenhaus, S. 244; Karl: Varianten der Privatisierung kommunaler Allgemeinkrankenhäuser; S. 9.

Am Markt tritt das Krankenhaus als Anbieter von Gesundheitsleistungen auf, die dann am Patienten als Abnehmer erbracht werden. In die betriebliche Leistungserstellung ist vorrangig der Mensch an sich eingebunden, da der menschliche Faktor sowohl für die Erbringung als auch für die Entgegennahme der ärztlichen und pflegerischen Leistung ausschlaggebend ist. Es handelt sich daher um eine bilaterale personenbezogene Leistung.[9] Spezifisches Merkmal dieser Leistungen ist deren Immaterialität und das sogenannte Uno-Actu-Prinzip.

Die Krankenhausbehandlung ist weder lagerbar noch transportfähig und daher nur immateriell vorhanden. Dadurch bedingt kann die Leistungsproduktion nur simultan mit dem Leistungskonsum geschehen. Diese Gleichzeitigkeit wird auch als Uno-Actu-Prinzip bezeichnet.[10]

Die Bundespflegesatzverordnung (BPflV) gilt zwar nur noch für psychiatrische und psychosomatische Krankenhäuser, ergänzend kann jedoch auch die dortige Definition von Krankenhausleistungen in § 2 Abs. 1 BPflV herangezogen werden. Demnach fallen darunter insbesondere die ärztliche Behandlung, Krankenpflege, Versorgung mit Arznei-, Heil- und Hilfsmitteln, die für die Versorgung im Krankenhaus notwendig sind, sowie Unterkunft und Verpflegung; sie umfassen allgemeine Krankenhausleistungen und Wahlleistungen. In Anlehnung an diese Definition kann daher genauer in ärztliche, pflegerische und Versorgungs- und Verwaltungsleistungen differenziert werden.[11]

2.2 Outsourcing

Der Begriff des „Outsourcing" ist heutzutage in aller Munde und wird wie selbstverständlich eingesetzt. Doch welche Bedeutung verbirgt sich wirklich hinter diesem Begriff?

Augenscheinlich handelt es sich dabei um keinen deutschen Begriff, sondern vielmehr um einen sogenannten Anglizismus, also einen aus dem englischen Sprachraum übernommenen Ausdruck. In der einschlägigen Literatur wird als Erklärungsansatz oftmals angeführt, daß es sich hierbei um eine Kombination der Begriffe „Outside", „Resource" und „Using" oder zumindest „Outside" und „Resourcing" handelt.[12]

---

[9] Bienzeisler/Löffler: Dienstleistungscontrolling, S. 216.
[10] Maleri/Frietzsche, Grundlagen der Dienstleistungsproduktion, S. 53.
[11] Eichhorn: Krankenhausbetriebslehre III, S. 249f.
[12] Wullenkord: Entwicklung und Perspektiven im Outsourcing, S. 3. In: Wullenkord: Praxishandbuch Outsourcing; Böckenhoff: Fremde Quellen nutzen, S. 19. In: Jeschke, Hailer: Outsourcing im Klinikbereich; Theisen: Outsourcing diagnostischer und therapeutischer

Ein ganz anderer und neuerer Erklärungsansatz hingegen geht davon aus, daß es sich bei dem Begriff Outsourcing vielmehr um einen Pseudo-Anglizismus handelt, wie beispielsweise der deutsche Begriff „Smoking", der eigentlich für ein „dinner jacket" steht oder auch der Ausdruck „Handy", der versucht ein „mobile phone" zu bezeichnen.[13] Der landläufigen Herleitung ist daher nicht zu folgen, zumal der englischen Sprache eine derartige Verkürzung und Kombination ansonsten fremd ist und auch nicht bei den Begriffen „outside", „resource" und „using" angenommen werden kann.[14] Im Wege der historischen Sprachentwicklung müssen also demnach deutsche Wirtschaftswissenschaftler und Unternehmensberater diesen Begriff eingeführt und weiter verbreitet haben.[15]

2.2.1 Begriffsbestimmung

Ungeachtet der Herkunft des Wortes ist eine genaue Begriffsbestimmung vorzunehmen, um auch alle Aspekte ausreichend beleuchten zu können. Obwohl der Begriff in aller Munde ist und damit scheinbar feststeht, kann man bei genauerer Betrachtung feststellen, daß dem gerade nicht so ist. Vielmehr existiert bislang keine allgemeingültige und auch keine Legaldefinition des Begriffs Outsourcing. Es werden eher unzählige leicht unterschiedliche Definitionen herangezogen.

Sowohl in der Literatur, als auch im allgemeinen Sprachgebrauch wird oft der Begriff „make-or-buy" verwandt.[16] Übersetzt bedeutet der Ausdruck: selber machen oder kaufen. Bei dieser Verwendung ist allerdings zu beachten, daß darunter sowohl der Bezug von Produkten als auch von Leistungen verstanden wird, wohingegen Outsourcing nur den Bezug von Leistungen umfasst. Darüber hinaus beginnt bei „make-or-buy"-Überlegungen der Entscheidungsprozeß schon in einem früheren Stadium, nämlich bereits vor Produktentwicklung. Out-sourcing-Entscheidungen beziehen sich aber stets nur auf Leistungen, die bereits vorher im Unternehmen erbracht werden.[17] Man kann daher festhalten, daß „make-or-buy" eher als übergeordneter Begriff anzusehen ist und Out-sourcing eine speziellere Form dieses Vorgangs darstellt.

Leistungen im Krankenhaus, S. 19, Fleßa: Grundzüge der Krankenhausbetriebslehre, S. 172, Niebling: Outsourcing, S. 11; Riedl: Begriffliche Grundlagen des Business Process Outsourcing, S. 7; Köhler-Frost: Outsourcing, S. 13.
[13] Mair: Outsourcing < Outside Resource Using?, S. 106.
[14] Mair: Outsourcing < Outside Resource Using?, S. 109.
[15] Mair: Outsourcing < Outside Resource Using?, S. 115.
[16] Hösel: Make or buy? Outsourcing im Krankenhaus, S. 1.
[17] Theisen: Outsourcing diagnostischer und therapeutischer Leistungen im Krankenhaus, S. 19.

Einigkeit besteht aber dahingehend, daß sich ein Unternehmen eines Dritten bedient, um Güter oder Dienstleistungen erstellen zu lassen.

Outsourcing ist daher eine spezielle Form der Kooperation für die Übertragung von bisher selbst erbrachten Leistungen an einen externen Spezialisten unter Berücksichtigung bestimmter individueller Zielvorstellungen. Dabei wird das eigene Leistungsspektrum mit kostengünstigeren und mindestens qualitativ-gleichwertigen fremden Leistungen zu einem Ganzen komplettiert.

2.2.2 Formen des Outsourcings

Outsourcing kann in zwei Erscheinungsformen auftreten. Man unterscheidet die Formen des Outsourcings „nach der kapitalmäßigen Verflechtung von funktionsübertragender und –übernehmender Unternehmung grundsätzlich in externes und internes Outsourcing".[18]

2.2.2.1 Externes Outsourcing

Unter externem Outsourcing wird die teilweise oder komplette Vergabe von Leistungen an einen rechtlich und wirtschaftlich selbständigen Leistungser-bringer bzw. Dienstleister verstanden. Die bisher selbst erbrachten Leistungen und die im Unternehmen vorhandenen Unternehmensbereiche werden aus-gelagert. Das auslagernde Unternehmen hat nur über den bestehenden Vertrag mit dem externen Leistungserbringer Einfluß auf die Leistungserstellung. Dies kann in Form einer vollständigen Übertragung eines Leistungsbereichs oder auch in teilweiser, partieller Übertragung geschehen.[19] Beim vollständigen Out-sourcing wird der bisherige Leistungsbereich ganzheitlich an den externen Partner übertragen. Alle Aufgaben und Funktionen, die bisher selbst durch eine Abteilung erbracht wurden, werden jetzt dann durch einen Dritten bezogen. Beispielsweise wird in einem Krankenhaus vorher die Speiseversorgung durch die eigene Küche sichergestellt und nun werden die Speisen durch ein Cateringunternehmen geliefert.

Beim partiellen Outsourcing werden lediglich einzelne Aufgaben an einen Dritten vergeben. Die erhaltene Teilleistung wird „nur" zur Komplettierung der eigenen Leistung verwendet.[20] In einer Krankenhausküche könnte im Zuge eines partiellen Outsourcing der Spülbetrieb mit der Reinigung von Geschirr und Besteck an einen Fremdbetreiber vergeben werden.

---

[18] Bacher: Outsourcing als strategische Marktentscheidung, S. 45.
[19] Siegert: Insourcing und Outsourcing in Krankenhäusern, S. 80.
[20] Bacher: Outsourcing als strategische Marktentscheidung, S. 56.

2.2.2.2 Internes Outsourcing

Im Gegensatz zum externen Outsourcing werden beim internen Outsourcing die einzelnen Leistungsbereiche zwar ebenso an rechtlich unselbständige Unternehmen vergeben, durch die enge Verbindung zum Hauptunternehmen bleiben diese aber wirtschaftlich unselbständig. Man spricht hier auch von Ausgliederung.

Das die Teilleistung erbringende Unternehmen kann dabei auch rechtlich selbständig sein. So kann eine Aufgabe an ein speziell dafür gegründetes Unternehmen, eine sogenannte Tochter- oder Servicegesellschaft, übertragen werden. Die Muttergesellschaft hält dabei einen Anteil von mehr als 50 % der Anteile der Servicegesellschaft und kann so die Geschicke der Tochtergesellschaft wesentlich mitbestimmen. Die Tochtergesellschaft ist dabei zwar rechtlich selbständig, da sie aber nur Aufträge des Hauptunternehmens erhält, ist sie wirtschaftlich unselbständig. Dadurch hat das ausgliedernde Unternehmen eine höhere Kontrolle über die Leistungserbringung als beim externen Outsourcing.

Bei anderen Formen des internen Outsourcing geschieht die Ausgliederung durch eine Kooperation mit einem anderen Unternehmen oder durch Gründung eines Profit-Center. Dazu wird innerhalb eines Unternehmens ein separater Unternehmensbereich geschaffen, der eine eigene Erfolgsrechnung durchführt.[21]

Abbildung 2: Formen des Outsourcing

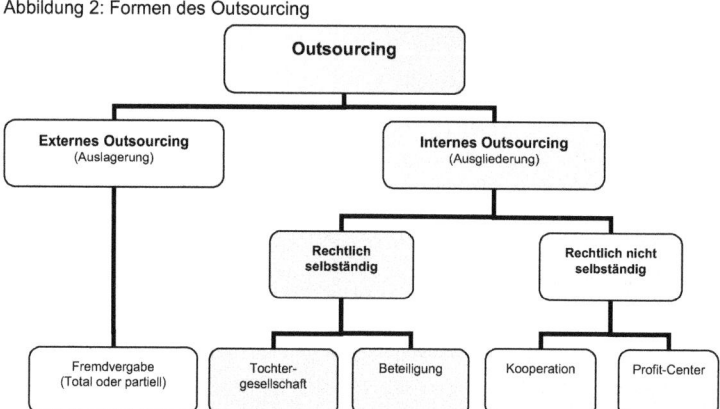

Quelle: Eigene Darstellung.

---

[21] Wewel: Ausgliederung wirtschaftlicher Geschäftsbetriebe durch steuerbefreite Einrichtungen, S. 274; Hergeth: Rechtliche Anforderungen an das IT-Outsourcing im Gesundheitswesen, S. 24.

3. Wirtschaftliche Aspekte

3.1 Möglichkeiten und Grenzen des Outsourcing

Outsourcing-Überlegungen werden aus vielfältigen Gründen angestellt. Oft sind sie Ausprägungen des Lean-Management-Gedankens.[22] Aus der durch Outsourcing einhergehenden „Verschlankung" eines Krankenhauses ergeben sich verschiedene Möglichkeiten und Grenzen. Nachfolgend werden daher diese Möglichkeiten und Grenzen skizziert.

3.1.1 Möglichkeiten

3.1.1.1 Kostenvorteile

Ausschlagendes Kriterium zur Durchführung einer Outsourcing-Maßnahme ist oft der damit verbundene Gedanke, Kosten einsparen zu können.[23]

Tabelle 1: Relation Personal- zu Sachkosten je Behandlungsfall

Art des Kranken-hausträgers	Relation Personalkosten zu Sachkosten (fallbezogen)			Anteil Personalkosten an Gesamtkosten in %		
	2002	2007	Veränderung in %	2002	2007	Veränderung in %
Öffentlich	1,98	1,80	-9,1	62,3	62,9	1,0
Freigemeinnützig	1,92	1,75	-8,9	62,2	62,8	0,9
Privat	1,67	1,57	-6,0	56,9	58,8	3,3
Gesamt	1,93	1,75	-9,3 *)	61,9	62,3	0,7

*) Hier werden Veränderungsraten arithmetischer Mittel betrachtet. Durch Veränderungen der Gewichte (Fallzahl pro Einrichtung) zwischen den Erhebungsjahren sowie Trägerwechsel einer Reihe von Einrichtungen kann es- wie im vorliegenden Fall – vorkommen, daß die Veränderungsrate aller betrachteten Einrichtungen größer bzw. kleiner ist als die Veränderungsraten aller nach Trägern gegliederten Gruppen.

Quelle: Eigene Darstellung; Krankenhaus-Report 2010, S. 82.

Aus der Tabelle 1 ist die fallbezogene Relation von Personal- zu Sachkosten, sowie der Anteil der Personalkosten in den Gesamtkosten für alle drei Arten von Krankenhausträgern dargestellt. Es ist zu erkennen, daß der Anteil der Personalkosten an den Gesamtkosten bei allen Trägerarten leicht gestiegen ist und mittlerweile einen Anteil von über 62 Prozent einnimmt. Gleichzeitig ist ein leichter Rückgang des Verhältnisses der Personal- zu den Sachkosten auszumachen. Im Durchschnitt wurde 2007 in Deutschland pro einem Euro Sach-

---

[22] Niebling: Outsourcing, S. 11.
[23] Krystek: Outsourcing als strategische Option, S. 53.

kosten, 1,75 Euro für Personalkosten ausgegeben.[24] Da der Anteil der Personalkosten im Krankenhaus den größten Teil der Ausgabelast darstellt, ist hier auch das größte Potential für Einsparungen auszumachen. Fremdanbieter können hier durch geringere Personalkosten einen Wettbewerbsvorteil erzielen.[25]

Darüber hinaus wird der Bedarf an Investitionsmitteln verringert, da das Krankenhaus selbst keine kostenintensiven Neuanschaffungen tätigen muß. Dies führt zu einer Verringerung der Kapitalbindung, das dann für andere Zwecke zu Verfügung steht. Dies führt zu einer Minderung und Umwandlung der Fixkosten in variable Kosten, welche dann nur je nach Bedarf anfallen.

3.1.1.2 Konzentration auf Kernkompetenzen

Im Mittelpunkt der Entscheidung zum Outsourcing steht auch oft der Wunsch, sich auf das wesentliche Kerngeschäft zu konzentrieren. Diejenigen Bereiche eines Unternehmens, die nicht zur Wertschöpfung beitragen, sollen vermindert werden. Die Kernkompetenzen hingegen sollen ausgebaut werden, da sie die Quelle der Wettbewerbsvorteile darstellen und ausschlaggebend für ein erfolgreiches unternehmerisches Handeln sind.[26]

Oberstes Ziel des Krankenhausbetriebs ist die Versorgung von Patienten, welches durch den jeweiligen Versorgungsauftrag näher ausgestaltet wird. Grob verallgemeinernd sollten Diagnosestellung, medizinische Behandlung und Pflege als Kernkompetenz von Krankenhäusern angesehen werden. Durch die Konzentration auf Kernkompetenzen kann sich das Krankenhaus im Wettbewerb besser positionieren.

3.1.1.3 Erhöhung der Effizienz und Effektivität

Eng verbunden mit der Konzentration auf Kernkompetenzen ist die Steigerung von Effizienz und Effektivität. Zahlreiche Abläufe und Prozesse im Krankenhaus können von externen Unternehmen effizienter erbracht werden.[27] Beispielsweise werden in vielen Häusern die Laborleistungen von einem Fremdlabor erbracht. Durch diese Fremdvergabe können diese Prozesse in Krankenhäusern straffer und ökonomischer abgebildet und dadurch die beabsichtigten Kosteneinsparungen realisiert werden. Externe Anbieter können durch Skalen- und

---

[24] Klauber/Geraedts/Friedrich: Krankenhaus-Report 2010, S. 82.
[25] Henning: Festlegung der optimalen Leistungstiefe im Krankenhaus durch Make-or-Buy-Entscheidungen, S. 13.
[26] Krystek, Outsourcing als strategische Option, S. 50; Mühlbacher/Pflügel: Strategien des Outsourcing, S. 18.
[27] Krystek, Outsourcing als strategische Option, S. 54.

Verbundeffekte eine bessere Kapazitätsauslastung erzielen. Manche Spezial-geräte lassen sich erst ab einem bestimmten Mindestumsatz ökonomisch sinn-voll betreiben.[28] Darüber hinaus können diese Anbieter weitere Märkte be-dienen und erreichen so kostensenkende Effekte. Dank dieser Spezial-isierungsvorteile können sie die übernommen Aufgaben wirtschaftlicher erfüllen und diese Kostenersparnis durch einen niedrigeren Preis an das Krankenhaus weitergeben.

3.1.1.4 Zugang zum externen Know-how des spezialisierten Anbieters

Medizinische Unternehmen, die einem solchen kontinuierlichen Innovations-druck ausgesetzt sind, müssen sich einem ständigen Wissens- und Lernprozeß stellen. Ohne strategische und klar definierte Kernkompetenzen, durch die sie sich von den Wettbewerbern differenzieren, können sie nicht erfolgreich am Marktgeschehen teilnehmen. Durch Outsourcing erhofft man sich nun externes Know-how als Leistung des externen Dienstleisters einzukaufen, um so eigene Defizite kompensieren zu können und dadurch auf dem neuesten technischen Entwicklungsstand zu bleiben.

3.1.1.5 Qualitätsverbesserung und größere Patientenorientierung

Ein hoher Standard in der Patientenversorgung ist von wesentlicher Bedeutung für den erfolgreichen Betrieb eines Krankenhauses. Diesem Anspruch stehen jedoch veraltete technische Ausstattungen oder fehlendes Know-how im Weg. Durch die Zusammenarbeit mit spezialisierten Anbietern, die eine höhere Kompetenz mitbringen, kann die Qualität der eigenen Leistung erhöht werden.

3.1.1.6 Abwälzung von Haftungsrisiken

Im Krankenhausbereich ist man ständig hohen Risiken ausgesetzt. So kann sich der Patient wegen mangelnder Hygiene eine nosokomiale Infektion zu-ziehen, aufgrund Rutschgefahr auf dem Gang stürzen oder sogar bei einer Operation verletzt werden. Durch einen Fremdanbieter, der diese Tätigkeiten durchführt, kann ein Teil der Haftungsgefahr vermindert werden. So kann beispielsweise durch die Beauftragung eines externen Unternehmens mit der arbeitssicherheitstechnischen und arbeitsmedizinischen Betreuung, die Haftung auf dieses übertragen werden.

---

[28] Henning: Festlegung der optimalen Leistungstiefe im Krankenhaus durch Make-or-Buy-Ent-scheidungen, S. 12.

3.1.1.7 Flexibilität

Ein externer Dienstleistungsspezialist kann schneller reagieren und sich so besser an wechselnde Marktgegebenheiten anpassen.

3.1.2 Grenzen

Neben den vielen Möglichkeiten, die das Outsourcing bietet, besteht die Gefahr von Nachteilen, die dem Ganzen Grenzen setzen. Neben unerwarteten Kostensteigerungen oder dem Verlust von wettbewerbskritischen Kernkompetenzen kann auch ein langfristiger Know-how-Verlust eintreten. Als nachteilig kann sich auch die Abhängigkeit von dem Dritten bei Schlechtleistung erweisen.[29]

3.1.2.1 Kostensteigerung

Anstatt einer Kostenreduzierung kann Outsourcing zu einer Kostensteigerung führen, falls die Transaktionskosten die positiven Effekte überlagern oder Folgekosten höher als erwartet ausfallen, da die Kostenstruktur des Dritten nicht durchschaubar ist.[30] Darüber hinaus kann oftmals der Qualitätssicherungsmechanismus beim externen Dienstleister nicht beeinflußt werden, was zu Qualitätsmängeln bei extern vergebenen Dienstleistungen führen kann.

3.1.2.2 Verlust von Kernkompetenzen

Durch die enge Zusammenarbeit in der Leistungserstellung kann der externe Dienstleister Kernkompetenzen des Krankenhauses für sich gewinnen und es so zu einer Konkurrenzsituation kommen.

3.1.2.3 Entscheidung nicht umkehrbar

Problematisch ist es, wenn die Outsourcing-Maßnahmen nicht die gewünschten Erfolge bringen. Ein einmal durchgeführtes Projekt ist de facto mittelfristig nicht wieder rückgängig zu machen. Durch den Outsourcing-Prozeß wurden Sachmittel verkauft und Personal abgebaut, so daß ein ausgegliederter Bereich nur mit hohem finanziellen Aufwand und erheblichem Zeitaufwand wieder in das Krankenhaus geholt werden kann.

3.1.2.4 Know-how-Verlust

Genauso wie einerseits ein Wissenszuwachs gelingen kann, kann es andererseits zu einem Wissensverlust kommen. Fach- und Führungskräfte

---

[29] Brückner-Bozetti/Schweizer: Krankenhausmanagement und Arbeitnehmerstrategie, S. 69; Henning: Festlegung der optimalen Leistungstiefe im Krankenhaus durch Make-or-Buy-Entscheidungen, S. 14.
[30] Stößel: Outsourcing in der Öffentlichen Verwaltung, S. 91; Krystek: Outsourcing als strategische Option, S. 55.

scheiden durch Personalabbau aus und stehen mit ihrem Wissen nicht mehr zu Verfügung.[31]

3.1.2.5 Nicht- oder Schlechtleistung

Auch nach gründlicher Erforschung einer zuverlässigen Leistungserbringung können sich beim Dritten Know-how-Defizite auftun. Er kann in Insolvenz geraten oder einfach die Leistung regelmäßig verspätet oder in schlecht Qualität erbringen.

3.1.2.6 Verringerung der Unternehmenssicherheit

Auch wenn auf der einen Seite eine Verringerung des Haftungsrisikos gegeben ist, besteht auf der anderen Seite eine Gefahr für die Unternehmenssicherheit. Es müssen teilweise wichtige Daten und Interna offenbart werden. Ebenso kann sich durch das Outsourcing das Betriebsklima verschlechtern, da auch nicht vom Outsourcing-Prozeß betroffene Mitarbeiter ihren Arbeitsplatz gefährdet sehen.

3.1.2.7 Abhängigkeit vom Dienstleister

Mitunter werden im Rahmen des Outsourcing-Vertrags lange Laufzeiten vereinbart. Daher ist man, auch bei Unzufriedenheit, weiter an den Dritten gebunden.

---

[31] Krystek: Outsourcing als strategische Option, S. 55.

3.1.3 Zusammenfassung der Möglichkeiten und Grenzen

Tabelle 2: Gegenüberstellung der Möglichkeiten und Grenzen

Möglichkeiten	Grenzen
Kostenvorteile	Kostensteigerung
Konzentration auf Kernkompetenzen	Verlust von Kernkompetenzen
Erhöhung der Effizienz und Effektivität	Entscheidung nicht umkehrbar
Zugang zum externen Know-how des spezialisierten Anbieters	Know-how-Verlust
Qualitätsverbesserung und größere Patientenorientierung	Nicht- oder Schlechtleistung
Abwälzung von Haftungsrisiken	Verringerung der Unternehmenssicherheit
Flexibilität	Abhängigkeit vom Dienstleister

Quelle: Eigene Darstellung; Hergeth: Rechtliche Anforderungen an das IT-Outsourcing im Gesundheitswesen, S. 20f.; Mühlbacher/Pflügel: Strategien des Outsourcing, S. 15; Kirchner, Michael: Outsourcing nicht-medizinischer Leistungen für Krankenhäuser, S. 162ff.

3.2 Outsourcing-Potentiale eines Krankenhauses

Schon vor Beginn jeder Outsourcing-Entscheidung sollte in einer Ist-Analyse ermittelt werden, welche Ziele verfolgt werden. Dabei bietet es sich an nicht nur auf die Kosten einzugehen, sondern auch Struktur und Qualitätsgesichtspunkte in die Untersuchung mit einzubeziehen. Eventuell kann man schon an dieser Stelle einen ersten Handlungsbedarf feststellen.

In einem zweiten Schritt empfiehlt sich der Einsatz einer Matrix in Abwandlung der bekannten SWOT-Analyse an. Anstatt Stärken und Schwächen, sowie Möglichkeiten und Gefahren anzutragen, sind andere Gesichtspunkte zu untersuchen. Es gilt die zukünftige Marktattraktivität und die eigene Kompetenzstärke herauszufinden.[32]

Diese Erkenntnisse sind dann für die einzelne Bereiche in einer sogenannten Markt-/Kompetenzmatrix einzutragen.

---

[32] Krüger/Homp: Kernkompetenz-Management, S. 62ff.

- Wirtschaftliche Aspekte -

Tabelle 3: Markt-/Kompetenzmatrix

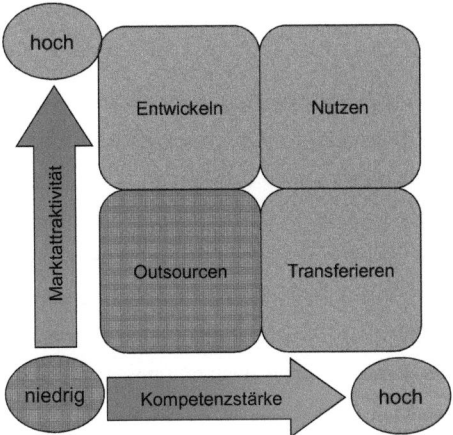

Quelle: *Eigene Darstellung, Krystek: Outsourcing als strategische Option, S. 52; Krüger/Homp: Kernkompetenz-Management, S. 105.*

Je nach dem in welchen Quadranten ein bestimmter Bereich einzuordnen ist, ergibt sich folgende Empfehlung:

- Outsourcen: In diesem Bereich liegen keine Kernkompetenzen vor. Es fehlt das nötige Know-how, um sich im Wettbewerb klar abzusetzen. Ebenso ist dieser Bereich auf dem Markt nicht attraktiv. Es handelt sich also um einen potentiellen Kandidaten für ein Outsourcing-Projekt.

- Transferieren: Hier liegt eine hohe Kernkompetenz vor, aber die Markt-aussichten werden als schlecht eingeschätzt. Diese könnten eventuell übertragen werden, um so die vorhandenen Fähigkeiten besser aus-nutzen zu können.

- Nutzen: In diesem Quadranten liegt die eigene Kernkompetenz und zugleich ist die Marktattraktivität besonders hoch. Aus diesem Grund ist der Bereich verstärkt zu nutzen.

- Entwickeln: Die vorhandenen Fähigkeiten aus diesem Bereich genügen nicht, um erfolgreich am Markt agieren zu können. Daher sollten diese Fähigkeiten weiter ausgebaut werden.

Eindeutig ist, daß Kernkompetenzen nicht ausgelagert werden dürfen. Im Um-kehrschluß ergibt sich, daß für Outsourcing alle anderen Bereiche in Frage kommen, die nicht zu den Kernkompetenzen gehören. Aus allen drei Bereichen eines Krankenhauses finden sich somit dafür potentielle Kandidaten.[33]

3.2.1 Medizinischer Bereich

Der medizinische Bereich ist grundsätzlich der Kernbereich der Leistungser- bringung eines Krankenhauses.[34] Welche von diesen medizinischen Leistungen ausgelagert werden könnten, hängt dabei von verschiedenen Faktoren ab. Auf jeden Fall ist darauf zu achten, welche Kernkompetenzen im speziellen Krankenhaus vorhanden sind und welchen Versorgungsauftrag es wahrnimmt. So kann eine reine Kurklinik sicherlich auf die Behandlung von Intensiv- patienten verzichten, ein Krankenhaus der Akutversorgung aber schwerlich auf einen Operationssaal. Pauschale Aussagen über auslagerungsfähige Bereiche können daher nicht getroffen werden. Eine fundierte Aussage darüber bedarf vielmehr der Berücksichtigung der Verhältnisse des Einzelfalls und einer genauen individuellen Analyse.[35]

Dennoch lassen sich beispielhaft folgende medizinischen Bereiche aufführen, über deren Outsourcing nachgedacht werden kann:[36]

- Blutdepot
- Diagnostik/Labor
- Pathologie
- Physikalische Therapie
- Radiologie

3.2.2 Pflegerischer Bereich

Ebenso liegt im pflegerischen Bereich eine der Kernkompetenzen eines Krankenhauses. Es lassen sich trotzdem Überlegungen anstellen, ob nicht Outsourcing in folgenden Bereichen sinnvoll wäre:[37]

- Aus- und Fortbildung
- Pflegecontrolling
- Bettenzentrale
- Stationshilfen
- Speiseverteilung

---

[33] Henning: Festlegung der optimalen Leistungstiefe im Krankenhaus durch Make-or-Buy-Ent- scheidungen, S. 2.
[34] Haubrock/Schär: Betriebswirtschaft und Management im Krankenhaus, S 244.
[35] Henning: Out- und Insourcing im Krankenhaus, S. 21ff.
[36] Knoop: Labormedizin: Outsourcing notwendig, S. 101; Henning: Festlegung der optimalen Leistungstiefe im Krankenhaus durch Make-or-Buy-Entscheidungen, S. 4.
[37] Henning: Festlegung der optimalen Leistungstiefe im Krankenhaus durch Make-or-Buy-Ent- scheidungen, S. 3.

3.2.3 Sonstige Bereiche

Aus den sonstigen angrenzenden Bereichen eines Krankenhauses werden ebenso viele wichtige Dienstleistungen erbracht. Da diese nur im seltensten Fall eine Kernkompetenz darstellen, ist hier das größte Potential zum Outsourcing zu finden. Diese lassen sich in Verwaltung und Ver- und Entsorgung unterteilen.

3.2.3.1 Verwaltung

Da auch im Krankenhausbereich bereits modernere Managementmethoden Einzug gefunden haben und die Leistungserstellung im Verwaltungsbereich zunehmend effizienter wird, spielt dieser für Outsourcing-Überlegungen nur eine untergeordnete Rolle. Individuell könnten folgende Leistungen untersucht werden:[38]

- Aufnahme und Entlassung
- Controlling
- EDV
- Personalverwaltung und –abrechnung
- Poststelle
- Rechnungswesen
- Telefonzentrale

3.2.3.2 Ver- und Entsorgung

Der Bereich der Ver- und Entsorgung gehört auf keinen Fall zu den Kernkompetenzen eines Krankenhauses. Zudem stellt er einen Bereich dar, der sehr personalintensiv ist und daher großes Outsourcing-Potential verspricht.

- Abfallentsorgung
- Apotheke
- Einkauf und Lager
- Technischer Service und Gärtnerei
- Hol- und Bringdienst, Patientenbeförderung
- Küche mit Spülküche[39]
- Medizintechnik
- Reinigung und Wäscherei
- Sterilisation und Desinfektion

---

[38] Henning: Festlegung der optimalen Leistungstiefe im Krankenhaus durch Make-or-Buy-Entscheidungen, S. 5.
[39] Bittner: Wie viel „Küche vor Ort" ist finanzierbar?, S. 2

4. Rechtliche Aspekte

Neben den wirtschaftlichen Aspekten einer Outsourcing-Entscheidung sind auch grundlegende rechtliche Gesichtspunkte zu betrachten. Einzelne Outsourcing-Projekte sind nicht immer direkt miteinander vergleichbar, so kommt der individuellen Vertragsgestaltung eine ganz besondere Bedeutung zu. Denn schließlich übernimmt der externe Leistungserbringer Rechte und Pflichten gegenüber dem auslagernden Unternehmen und umgekehrt. Daher gilt es einzelne eventuelle Fallstricke schon im Vorfeld aufzuzeigen und vor der endgültigen Regelung zu beachten.

4.1 Vertragliche Regelungen

Der Outsourcing-Vertrag stellt keine eigene Kategorie innerhalb der gesetzlich vorgesehenen Vertragstypen dar. Es handelt sich vielmehr um eine typengemischte Vertragsform, die als Rahmenvertrag mit Langzeitwirkung ausgestaltet ist und Elemente des Kauf-, Gesellschafts- und Patentrechts enthält.

Wie bei jedem Vertrag ist der Vertragsgegenstand präzise zu beschreiben. Da häufig eine Zusammenarbeit zwischen Outsourcing-Geber und Outsourcing-Nehmer vorgesehen ist, sind die Eigenleistungen, Verantwortlichkeiten und Weisungsbefugnisse genau festzulegen. Ein wichtiger Punkt ist selbstverständlich die Vergütung ggf. mit einer Preisanpassungsklausel. An die Vereinbarung von Lieferfristen, Haftungsabgrenzungen und Kündigungsbestimmungen bzw. Vertragsdauer muß auch gedacht werden.[40]

4.2 Arbeitsrechtliche Bedeutung

Im arbeitsrechtlichen Bereich läßt sich zwischen der individualarbeitsrechtlichen und der kollektivvertraglichen Problematik unterscheiden.

4.2.1 Individualarbeitsrecht

4.2.1.1 Grundlagen

Entscheidend für das einzelne arbeitsvertragliche Verhältnis ist das Vorliegen eines Betriebsübergangs. Die gesetzliche Grundlage dafür liefert § 613a BGB, der die Fragen des Übergangs eines Betriebs oder Betriebsteils regelt. Diese Regelung findet dabei nicht nur bei den klassischen Formen von Betriebsübergängen im Sinne einer Veräußerung, Vermietung oder Verpachtung Anwendung, sondern steht auch und gerade bei Outsourcing-Tatbeständen im Raum.

---

[40] Niebling: Outsourcing, S. 45.

Sinn und Zweck dieser Vorschrift ist der Schutz der Arbeitnehmer und ihrer bestehenden Arbeitsverhältnisse, die unabhängig vom Willen der beteiligten Rechtsträger weiterbestehen bleiben sollen.[41]

4.2.1.2 Anwendungsbereich

Voraussetzung für die Anwendung des § 613a BGB ist das Vorliegen des sachlichen und personellen Anwendungsbereichs. Dies ist der Fall, wenn der zugrundeliegende Sachverhalt in den Regelungsinhalt der Vorschrift fällt.

Sachlicher Anwendungsbereich

Der sachliche Anwendungsbereich des § 613a BGB umfaßt grundsätzlich alle Betriebe. Ein Betrieb definiert sich dabei als jede organisatorische Einheit, in der ein Arbeitgeber allein oder zusammen mit seinen Angestellten einen bestimmten arbeitstechnischen Zweck unter Zuhilfenahme von sächlichen und immateriellen Betriebsmitteln verfolgt.[42] Ausdrücklich sind daher nicht nur private Unternehmen umfasst, so daß die Vorschrift auch auf öffentlich-rechtliche Betriebe und damit auch Krankenhäuser in öffentlicher, freigemeinnütziger oder kirchlicher Trägerschaft Anwendung findet.

Personeller Anwendungsbereich

Der personelle Anwendungsbereich richtet sich allgemein nach § 613a Abs. 1 BGB. Demnach würden davon nur „Arbeitsverhältnisse" umfasst und etwa Dienst- oder Beamtenverhältnisse nicht darunter fallen. In einer erweiterten Auslegung dieses Begriffs der Arbeitsverhältnisse findet jedoch ein weit gefaßter allgemeiner Arbeitnehmerbegriff Anwendung. Danach unterliegt dem personellen Anwendungsbereich jeder, der aufgrund eines privatrechtlichen Vertrags im Dienste eines anderen zur Arbeit in persönlicher Abhängigkeit verpflichtet ist. Es werden also alle Arbeiter, Angestellten und Auszubildenden dem Schutzbereich dieser Vorschrift unterstellt. Zu beachten ist dabei, daß - im Gegensatz zum Kündigungsschutzrecht - auch leitende Angestellte davon umfaßt werden. Beamte, sowie arbeitnehmerähnliche Personen und Organmitglieder juristischer Personen, wie Geschäftsführer einer GmbH werden nicht als Arbeitnehmer nach § 613a BGB angesehen.

---

[41] Thomae: Arbeitsrecht im Krankenhaus, S. 797.
[42] Schau/Koch: Arbeitsrecht von A-Z, S. 190.

4.2.1.3 Tatbestandsvoraussetzungen des § 613a BGB

Nach dem Wortlaut des § 613a Abs. 1 S. 1 BGB sind Voraussetzungen für einen Betriebsübergang der Übergang eines Betriebs oder Betriebsteils durch ein Rechtsgeschäft auf einen neuen Inhaber.

Betrieb oder Betriebsteil

Da das Gesetz für die Definition eines Betriebs oder Betriebsteils keine Hilfestellung bietet, ist daher auf die von der Rechtsprechung entwickelten Grundsätze zurückzugreifen, die auch durch die europäische Richtlinie RL 2001/23/EG beeinflußt werden. Anknüpfungspunkt für den Betriebsbegriff ist danach die wirtschaftliche Einheit. Ein Betrieb definiert sich als eine organisierte Gesamtheit von Personen und Sachen, die zur Ausübung ihrer wirtschaftlichen Tätigkeit eine eigene Zielsetzung hat.[43]

Als Betriebsteil gilt eine Teileinheit des Betriebs, mit der bestimmte Teilaufgaben und -zwecke verfolgt werden können, wobei eine eigenständige Organisation in Bezug auf die Erfüllung des Teilzwecks vorliegen muß. Unbeachtlich ist es dabei, ob diese Teilaufgaben für den Betrieb auch charakteristisch sind. Vielmehr handelt es sich bereits um einen Betriebsteil, wenn dieser nur bloße Hilfsfunktionen für den Betrieb erfüllt.[44]

Ein Krankenhaus ist durch das vorhandene ärztliche, pflegerische und sonstige Personal in seiner Gesamtheit organisiert und zeichnet sich durch das Zusammenwirken der medizinisch-technischen Gerätschaften, sowie der übrigen Sachmittel aus. Allgemeines Ziel ist die Behandlung von Patienten, um ihre Gesundheit wiederherzustellen oder zu verbessern. Damit stellt ein Krankenhaus eine wirtschaftliche Einheit dar und ist auch als ein Betrieb anzusehen. Die Wäscherei, Reinigung, Küche oder das Labor beispielsweise sind einzeln abgrenzbare Funktionsbereiche, die zur Erfüllung einer wirtschaftlich abgrenzbaren Tätigkeit mit einer eigenen Zielsetzung zusammengefaßt sind. Sie sind daher als ein Betriebsteil im Sinne des § 613a BGB anzusehen.

Übergang eines Betriebs oder Betriebsteils

Für das Vorliegen eines Übergangs liegt ebenso keine Legaldefinition vor. Als problematisch stellen sich zudem derzeit die Unterschiede in der ständigen Rechtsprechung des Bundesarbeitsgerichts und des Europäischen Gerichts-

---

[43] Balze/Rebel/Schuck: Outsourcing und arbeitsrechtliche Restrukturierung von Unternehmen, S. 97.
[44] Thomae: Arbeitsrecht im Krankenhaus, S. 798.

hofs dar.[45] So war bisher ausschlaggebendes Kriterium, ob eine wirtschaftliche Einheit vorliegt, die auch trotz des Inhaberwechsels ihre Identität bewahrt hatte, wobei es entscheidend auf die tatsächliche Fortführung bzw. Wiederaufnahme des Betriebs ankam.

In Übernahme der Rechtsprechung des Europäischen Gerichtshofs wird jedoch nunmehr nur noch eine Beurteilung anhand einer Gesamtwürdigung aller Umstände vorgenommen. Dennoch haben sich inzwischen folgende Fallkonstellationen herauskristallisiert:

Betriebsmittelarme Betriebe

Betriebsmittelarme Betriebe sind dadurch gekennzeichnet, daß es im Wesentlichen auf die menschliche Arbeitskraft ankommt. Ein Betriebsübergang wird in so einem Fall angenommen, wenn eine organisierte Gesamtheit von Arbeitnehmern, die durch eine gemeinsame Tätigkeit dauerhaft verbunden sind, durch den neuen Arbeitgeber übernommen wird. Maßgeblich ist die Zahl und Sachkunde des übernommenen Personals. Je höher die Qualifikation der Arbeitnehmer, desto weniger übernommenes Personal ist für die Annahme eines Betriebsübergangs notwendig. Als Beispiel lassen sich Reinigungs- oder Bewachungsunternehmen anführen, deren Tätigkeiten keine hohe Qualifikation erfordern.[46] Im Krankenhausbereich ist ein wesentlicher Faktor regelmäßig die menschliche Arbeitskraft, aber auch die Qualifikation, daher kann je nach Fallgestaltung ein Betriebsübergang herbeigeführt werden, oder nicht. Für einzelne Teilbereiche wie etwa Reinigungsdienstleistungen oder Hol- und Bringdienst dahingegen wäre sicher eine größere Anzahl von Arbeitnehmern für die Annahme der Übernahme eines Betriebsteils notwendig.

Funktionsnachfolge

Falls nur die bloße Tätigkeit ohne sonstige Betriebsmittel oder Belegschaft fortgeführt wird, handelt es sich um einen Fall der Funktionsnachfolge. Hier liegt kein Betriebsübergang vor. Sollte ein Krankenhaus also die Reinigungstätigkeiten komplett an eine Fremdfirma übertragen und diese weder Arbeitsmittel noch Personal übernehmen, liegt kein Betriebsübergang vor.

---

[45] Schiefer, Bernd: Outsourcing, Auftragsvergabe, Betriebsübergang – nach geänderter Rechtsprechung, S. 1095.
[46] BAG, Urteil vom 21.05.2008, Az.: 8 AZR 481/07. In: Beck RS 2009, 50371.

- Rechtliche Aspekte -

Betriebe mit wesentlichen Betriebsmitteln

Im Gegensatz zu den betriebsmittelarmen Betrieben stellen bei betriebsmittel-geprägten Tätigkeiten die Betriebsmittel den wesentlichen Teil eines Betriebs dar. Hier ist auch ohne die Übernahme eines einzigen Mitarbeiters ein Betriebs-übergang anzunehmen. So zeichnet sich sowohl Labor, als auch die Küche eines Krankenhauses durch verschiedenes Groß- und Kleininventar aus. Allein dessen Übernahme kann einen Betriebsübergang darstellen.[47]

Inhaberwechsel

Weitere Voraussetzung für den Übergang eines Betriebs nach § 613a BGB ist der Wechsel des Inhabers. Dieser liegt vor, wenn der neue Inhaber den Betrieb oder Betriebsteil im Wesentlichen unverändert fortführt. Ausschlaggebend ist hier der Wechsel in der Leitungsmacht über die Betriebsmittel und die Arbeit-nehmer. Eine Unterbrechung von mehr als sechs Monaten stellt dabei im Zweifel eine Neugründung und keine Fortsetzung der betrieblichen Tätigkeit mehr dar.[48]

Rechtsgeschäftlicher Betriebsübergang

Der Betriebsübergang muß aufgrund eines rechtsgeschäftlichen Vorgangs zustande kommen, wobei dieses Merkmal weit auszulegen ist. So ist allein die Gesamtrechtsnachfolge oder die Übertragung kraft Hoheitsakts ausge-schlossen. Die Wirksamkeit des zugrundeliegenden Rechtsgeschäfts ist dabei nicht zwingend erforderlich, entscheidend ist vielmehr das rein faktische Tätig-werden im eigenem Namen. Der Ausschluß der Gesamtrechtsnachfolge findet jedoch seine Grenze in § 324 Umwandlungsgesetz (UmwG), wonach § 613a Abs. 1 und 4 BGB unberührt bleiben und deren Anwendbarkeit selbständig zu prüfen sind.[49]

4.2.1.4   Unterrichtungsanspruch und Widerspruchsrecht

Im Falle eines Übergangs sind die betroffenen Arbeitnehmer nach § 613a Abs. 5 BGB schriftlich vorher zu unterrichten. Dabei sind sie in Textform (§ 126b BGB) über den Zeitpunkt und den Grund des Übergangs, sowie die rechtlichen, wirtschaftlichen und sozialen Folgen und die in Aussicht gestellten Maßnahmen zu informieren.

---

[47] Thomae: Arbeitsrecht im Krankenhaus, S. 801.
[48] Thomae: Arbeitsrecht im Krankenhaus, S. 802.
[49] Thomae: Arbeitsrecht im Krankenhaus, S. 804.

Innerhalb eines Monats nach Zugang dieser Unterrichtung haben sie nach § 613a Abs. 6 BGB ein Widerspruchsrecht. Durch schriftlichen Widerspruch können sie den Übergang ihres Arbeitsverhältnisses auf den Erwerber verhindern.

4.2.1.5 Rechtsfolge

Vorrangige Rechtsfolge des Betriebsübergangs ist der individualrechtliche Übergang der Arbeitsverhältnisse, falls der Arbeitnehmer diesem nicht widersprochen hat. Dabei findet ein vollständiger Übergang des bisherigen arbeitsrechtlichen Status statt. So bleibt die bisher erreichte Betriebszugehörigkeit, die sich auf den Kündigungsschutz oder Urlaubsanspruch auswirkt, oder auch etwaige verbindliche Zusagen, wie z.B. über Beförderungen oder Versetzungen, erhalten.[50]

4.2.2 Kollektivarbeitsrecht

4.2.2.1 Beteiligung der Personalvertretung

Bedeutend für die Frage, ob etwaige Kollektivrechte von Arbeitnehmern berührt werden, ist allein die Rechtsform des Krankenhauses. Danach unterliegen sämtliche Betriebe, die in privater Rechtsform betrieben werden, selbst dann dem Betriebsverfassungsgesetz, wenn sie sich vollständig in öffentlicher Hand befinden. Die jeweiligen Personalvertretungsgesetze des Bundes und der Länder finden dagegen Anwendung auf die öffentlichen Verwaltungen und die unmittelbar von der öffentlichen Hand geführten Regie- und Eigenbetriebe unter Einschluß der so organisierten Krankenhäuser. Grundsätzlich kann diese Regelung natürlich nur zum Zuge kommen, wenn das jeweilige Organ auch installiert ist.

Da sich öffentliche Krankenhäuser ganz überwiegend in Landes- oder kommunaler Trägerschaft befinden, sind daher die jeweiligen Landespersonalvertretungsgesetze heranzuziehen. In diesen Personalvertretungsgesetzen ist dieser Sachverhalt unterschiedlich geregelt, so daß in diesem Rahmen nur ein grober Überblick der wichtigsten Punkte gegeben werden kann.

Mitbestimmung

Ein ausdrückliches Mitbestimmungsrecht und damit die stärkste Form der Beteiligung von Arbeitnehmern findet sich im nordrhein-westfälischen und im saarländischen Personalvertretungsgesetz. (§ 72 Abs. 3 Nr. 7 NWPersVG, § 84

---

[50] Thomae: Arbeitsrecht im Krankenhaus, S. 809.

Nr. SaarlPersVG). Hier ist für den Fall der „dauerhaften Übertragung von in Dienststellen der öffentlichen Verwaltung üblicherweise ausgeführten Arbeiten an Privatpersonen oder wirtschaftliche Unternehmen" eine entsprechende Mitbestimmung vorgesehen. Gemäß der sogenannten Allzuständigkeit des Personalrats ist dies für Schleswig-Holstein und Bremen ebenso vorgesehen (§ 51 Abs. 1 S. 1 SchlHMBG, § 52 Abs. 1 BremPersVG).[51]

Mitwirkung

Mitwirkung bedeutet die umfassende Erörterung der beabsichtigten Maßnahme vor ihrer Durchführung mit dem Ziel der Verständigung zwischen Dienststellenleiter und Personalrat. Dies ist für die Bundesländer Hessen, Sachsen, Thüringen und Brandenburg vorgesehen (§ 81 Abs. 1 S. 1 HessPErVG, § 77 Nr. 3 SächsPerVG, § 75a Abs. 2 Nr. 4 ThürPersVG, § 68 Abs. 2 Nr. 2 BbgPersVG).

Anhörungs- bzw. Erörterungsrecht

Für Baden-Württemberg und Rheinland-Pfalz besteht ein Anhörungs- bzw. ein Erörterungsrecht des Personalrats (§ 80 Abs. 3 Nr. 6 BadWürttPersVG, § 84 Nr. 7 RhPfPersVG). Demnach ist dem Personalrat vor Erlass der beabsichtigten Maßnahme, Gelegenheit zur Stellungnahme zu geben.

Unterrichtungsrecht

In den anderen Bundesländern ist ansonsten die Personalvertretung zur Durchführung ihrer Aufgaben rechtzeitig und umfassend zu unterrichten. (Art. 69 Abs. 2 S. 1 BayPersVG, u.a.)

Dies trifft auch für private Krankenhäuser zu, die einen Betriebsrat haben, so daß dieser gem. § 90 Abs. 1 Nr. 3 BetrVG ebenso zu unterrichten ist.

Sollte eine Umwandlung im Fall der Ausgliederung eines Unternehmens nach § 168 UmwG vorgenommen werden, besteht ebenfalls ein Unterrichtungsrecht nach § 126 Abs. 3 UmwG des Betriebs- und auch des Personalrats.[52]

4.2.2.2 Fortdauer von Kollektivvereinbarungen

Wie bereits dargelegt, ist die Erzielung von Kosteneinsparungen oft ein Gesichtspunkt für die Entscheidung zum Outsourcing. Diese können zum Teil schon dadurch erzielt werden, daß das aufnehmende Unternehmen nicht der

---

[51] Wollenschläger/v. Harbou: Privatisierungs- und Outsourcingmaßnahmen in Krankenhäusern. S. 1086.
[52] Wollenschläger/v. Harbou: Privatisierungs- und Outsourcingmaßnahmen in Krankenhäusern. S. 1087.

Tarifbindung des outsourcenden Unternehmens unterliegt und so Arbeitnehmer zu günstigeren Konditionen eingestellt werden können. Daher ist es von dem einstellenden Unternehmen oft erwünscht, diese Tarifbindung nicht weitergelten zu lassen.

Grundsätzlich wird die Tarifbindung eines Unternehmens durch eine Mitgliedschaft in den jeweiligen Tariforganisationen, die konkrete Bezugnahme im Arbeitsvertrag oder die Anwendbarkeit eines für allgemeinverbindlich erklärten Tarifvertrags hergestellt.[53]

Aufgrund des § 613a Abs. 1 Satz 2 BGB gelten bei einem Betriebsübergang (siehe 4.2.1.5) grundsätzlich die jeweiligen Betriebsvereinbarungen und der Tarifvertrag weiter, da der Erwerber in die geltenden Rechte und Pflichten eintritt. Falls Veräußerer und Erwerber beide Mitglied im selben Arbeitgeberverband sind, der Arbeitnehmer Gewerkschaftsmitglied ist und der betreffende Betrieb nach wie vor in den Geltungsbereich dieses Tarifvertrags fällt, gelten die bisherigen tarifvertraglichen Reglungen weiter.

Ebenfalls gilt dies, wenn der Tarifvertrag für allgemeinverbindlich erklärt worden ist und der Erwerber dem Geltungsbereich dieses Tarifvertrags zuzurechnen ist.[54]

Problematisch stellt es sich hingegen dar, wenn beim einstellenden Unternehmen bereits Tarifverträge gelten oder vorher einzelvertraglich auf die Geltung von Tarifverträgen Bezug genommen wurde. Hier ist eine genauere Prüfung des jeweiligen Sachverhalts vorzunehmen.

Bei Betriebsvereinbarungen und Gesamtbetriebsvereinbarungen gilt, daß diese ebenso transformiert werden können.[55]

4.3 Datenschutzrechtliche Bedeutung

Im Krankenhausbetrieb werden durch die Behandlung von Patienten besonders sensible Daten erhoben. Diese Patientendaten werden neben den Vorschriften zur ärztlichen Schweigepflicht und dem ärztlichen Schweigerecht auch durch datenschutzrechtliche Regelungen vor einer unbefugten Verwendung geschützt. Je nach Outsourcing-Maßnahme kommt es dabei unter anderem zu einem Datenaustausch. Ob und welche Probleme dabei auftauchen können, soll im Folgenden dargestellt werden.

---

[53] Sturm: Arbeitsvertragliche Aspekte des Outsourcing, S. 316.
[54] Thomae: Arbeitsrecht im Krankenhaus, S. 811.
[55] Sturm: Arbeitsvertragliche Aspekte des Outsourcing, S. 317.

Die Grundlagen des Datenschutzes leiten sich aus europarechtlichen Vorgaben, dem verfassungsrechtlich geschützten allgemeinen Persönlichkeitsrecht, dem Bundesdatenschutzgesetz, den Landesdatenschutzgesetzen sowie weiteren bereichspezifischen Regelungen ab. Für die Daten der gesetzlichen Kranken- und Pflegeversicherten gelten neben den allgemeinen datenschutzrechtlichen Vorschriften des SGB X auch die spezifischen Bestimmungen aus dem SGB V und SGB XI.[56]

Entsprechend den Grundsätzen des Datenschutzrechts ist zwischen personenbezogenen und nicht personenbezogenen Daten zu unterscheiden. Unproblematisch ist der Umgang mit nicht personenbezogenen Daten, die beispielsweise technischer oder finanzieller Art sein können.[57]

Nach § 3 Abs. 1 BDSG sind personenbezogene Daten Einzelangaben über persönliche oder sachliche Verhältnisse einer bestimmten oder bestimmbaren natürlichen Person. Gesundheitsdaten, wie sie in einem Krankenhaus anfallen, stellen besondere Arten personenbezogener Daten dar, die einem erweiterten Schutz unterliegen (§ 3 Abs. 9 BDSG).

Die Verarbeitung und Nutzung personenbezogener Daten steht grundsätzlich unter einem Verbot mit Erlaubnisvorbehalt. Das heißt der Umgang mit personenbezogenen Daten ist erst einmal verboten und nur dann erlaubt, falls sich eine Befugnis dazu aus speziellen Regelungen, dem BDSG selbst oder der Einwilligung des Betroffenen ergibt.

Je nach Ausgestaltung des Outsourcing-Verhältnisses kommt entweder eine Datenverarbeitung im Auftrag oder eine Funktionsübertragung in Betracht.[58]

4.3.1 Datenverarbeitung im Auftrag nach § 11 BDSG

Bei einer Datenverarbeitung im Auftrag handelt der Auftragnehmer, also der Dienstleister streng weisungsgebunden und übt lediglich eine Hilfsfunktion aus. Das Krankenhaus bleibt dabei der „Herr seiner Daten". Dadurch wird der Auftragnehmer vom Gesetz nicht als Dritter angesehen. Der Datentransfer von Auftraggeber an den Auftragnehmer stellt damit keine Übermittlung dar und es handelt sich nicht um eine Datenverarbeitung im Sinne des BDSG. Eine spezielle Rechtfertigung ist daher nicht erforderlich.

Relevant wird diese Thematik für bayerische Krankenhäuser zum Beispiel bei der Archivierung von Patientenunterlagen. Nach Art. 27 Abs. 4 S. 6 BayKrG

---

[56] Hergeth: Rechtliche Anforderungen an das IT-Outsourcing im Gesundheitswesen, S. 52.
[57] Niebling: Outsouring, S. 43.
[58] Hergeth: Rechtliche Anforderungen an das IT-Outsourcing im Gesundheitswesen, S. 24f.

handelt es sich um eine Auftragsdatenverarbeitung. Zur Mikroverfilmung und Archivierung können sie sich jedoch nur anderer Krankenhäuser bedienen, da nur so ein ausreichender Beschlagnahmeschutz gewährleistet ist.

4.3.1.1 Vertragsform

Entgegen dem Wortlaut liegt bei der Datenverarbeitung im Auftrag kein Auftragsverhältnis nach §§ 662. ff. BGB vor. Das Vertragsverhältnis kann frei gewählt werden.

4.3.1.2 Pflichten des Auftragnehmers und Auftraggebers

Der Auftragnehmer hat entsprechend der Vorgaben des Auftraggebers die Daten zu nutzen (§ 11 Abs. 3 BDSG) und u.a. seine Mitarbeiter zum Datenschutzgeheimnis zu verpflichten (§ 11 Abs. 4 BDSG).

Der Auftraggeber bleibt für die Einhaltung der datenschutzrechtlichen Vorgaben verantwortlich (§ 11 Abs. 1 S 1 BDSG) und hat die Einhaltung der Datenschutzvorschriften zu überwachen und sicherzustellen (§ 11 Abs. 2 S. 4 BDSG).

Daher hat der Auftraggeber durch die Auftragsdatenverarbeitung nicht nur Vorteile. Seine Kontrollmöglichkeit wird erschwert und das Mißbrauchsrisiko, das er zu tragen hat, aber erhöht.

4.3.2 Funktionsübertragung

Eine Funktionsübertragung hingegen liegt vor, wenn eine ganze Funktion übertragen und der Anbieter in der Erfüllung dieser Funktion eigenverantwortlich tätig wird. Aufgrund der eigenverantwortlichen Tätigkeit wird der Anbieter als Dritter eingestuft. Es kommt also nicht zu einer datenschutzrechtlichen Privilegierung wie bei der Auftragsdatenverarbeitung. Jeder Datentransfer zwischen Krankenhaus und Dienstleister stellt dann eine Übermittlung im Sinne des BDSG dar und bedarf daher einer gesetzlichen Rechtfertigung. [59]

4.3.2.1 Abgrenzung zur Datenverarbeitung im Auftrag

Entscheidende Abgrenzungskriterien zwischen beiden Arten sind die Eigenverantwortlichkeit und die Weisungsunabhängigkeit des Auftragnehmers. Im Fall der Funktionsübertragung hilft der Anbieter nicht nur mit, einen fremden Zweck zu erfüllen, sondern verwendet vielmehr personenbezogene Daten, um selbst Leistungen zu erbringen.

---

[59] Hergeth: Rechtliche Anforderungen an das IT-Outsourcing im Gesundheitswesen, S. 26.

Eine Abgrenzung zwischen beiden Formen ist schwierig vorzunehmen, es kann aber angenommen werden, daß eine Auftragsdatenverarbeitung umso mehr vorliegt, je strenger die Vorgaben sind, die der Anbieter zu erfüllen hat.[60] Bedeutend für das Krankenhaus ist diese Abgrenzung beispielsweise im Fall der Einschaltung privater Abrechnungsstellen. Die Datenweitergabe an diese Abrechnungsstellen wird nicht mehr als Datenverarbeitung im Auftrag angesehen und erfordert daher eine gesetzliche Regelung. Während diese Datenweitergabe bei privat versicherten Patienten in § 17 Abs. 3 S. 2 KHEntG geregelt ist, fehlt diese Regelung für gesetzlich Versicherte. Nach aktueller Rechtsprechung des BSG ist die Weitergabe auch nicht bei einer ausdrücklichen Einwilligung des Patienten zulässig.[61] Das hat zur Folge, daß die Kassenärztlichen Vereinigungen die Abrechungen für ambulante Notfallbehandlungen zurückweisen können. Bis zu einer endgültigen gesetzlichen Regelung in § 120 Abs. 6 SGB V findet daher derzeit eine Übergangsregelung bis voraussichtlich 30.06.2011 Anwendung, nach der diese Abrechnung für zulässig erklärt wird.[62]

4.3.2.2 Pflichten des Auftragnehmers und Pflichten des Auftraggebers

Der Dienstleister wird hier nach § 3 Abs. 7 BDSG selbst verantwortliche Stelle und hat daher alle datenschutzrechtlichen Pflichten eigenverantwortlich zu erfüllen. Daneben bleibt die Verantwortlichkeit des Krankenhauses aber als Auftraggeber bestehen.

4.3.3 Verhältnis zur ärztlichen Schweigepflicht

Die ärztliche Schweigepflicht findet nach § 203 StGB iVm. § 9 (Muster-)Berufsordnung umfassend für das ärztliche Behandlungsverhältnis seine Anwendung.[63] Es stellt damit eine gesetzliche Geheimhaltungspflicht dar. Die Wahrung von gesetzlichen Geheimhaltungspflichten bleibt gemäß § 1 Abs. 3 S. 2 BDSG vom Anwendungsbereich des Bundesdatenschutzgesetzes unberührt.

Vor diesem Hintergrund haben sich daher Outsourcing-Maßnahmen nicht nur an der Einhaltung des Datenschutzes, sondern auch an der ärztlichen Schweigepflicht zu messen. Nach § 203 Abs. 1 Nr. StGB verstößt ein Arzt

---

[60] Hergeth: Rechtliche Anforderungen an das IT-Outsourcing im Gesundheitswesen, S. 26.
[61] BSG, Urteil vom 10.12.2008, AZ: B 6 KA 37/07 R.
[62] Oesterwinter: Weitergabe von Patientendaten gesetzlich Versicherter an externe Abrechnungsstellen, S. 6; Leisner: Einschaltung Privater bei der Leistungsabrechnung in der Gesetzlichen Krankenversicherung – Verfassungsrechtliche Vorgaben für eine anstehende gesetzliche Neuregelung, S. 129.
[63] Bundesärztekammer, Kassenärztliche Bundesvereinigung: Empfehlungen zur ärztlichen Schweigepflicht.

dagegen, wenn er unbefugt ein fremdes Geheimnis offenbart, welches ihm als Arzt oder auf Basis anderer Umstände bekannt geworden ist.

4.3.3.1 Offenbaren

Ein Geheimnis ist dann offenbart, wenn es in irgendeiner Weise an einen anderen gelangt ist. Mit der Weitergabe von Daten im Wege der Auftragsdatenverarbeitung liegt unzweifelhaft ein Offenbaren von Daten vor.[64]

4.3.3.2 Unbefugt

Die Offenbarung des Geheimnisses muß darüber hinaus unbefugt erfolgen. Die Offenbarung ist befugt, wenn der Patient sich mit der Weitergabe der Daten einverstanden erklärt hat.[65]

4.3.3.3 Ausnahme: Gehilfenstellung

Eine Ausnahme besteht, wenn es sich bei dem Dienstleister um einen sogenannten „berufsmäßig tätigen Gehilfen" nach § 203 Abs. 3 S. 2 StGB handelt. Dieser unterliegt ebenso der Schweigepflicht und der Arzt verstößt bei der Weitergabe von Daten an diesen dann nicht gegen die ärztliche Schweigepflicht. Folgende zwei Voraussetzungen für den Status als „berufsmäßig tätiger Gehilfe" sind nötig:

Der „berufsmäßig tätige Gehilfe" muß eine Tätigkeit innerhalb des beruflichen Wirkungskreises eines Schweigepflichtigen ausüben, die dessen Tätigkeit unterstützt und die Kenntniserlangung fremder Geheimnisse mit sich bringt. Zudem muß er in den organisatorischen und weisungsgebundenen internen Bereich der Vertrauen begründenden Sonderbeziehung eingebunden sein. Dies wird regelmäßig nur für Bedienstete des Krankenhauses selbst in Betracht kommen.

4.3.3.4 Bedeutung im Krankenhaus

Das Outsourcing von Dienstleistungen im Krankenhaus, die den Zugang an personenbezogene Daten nicht ausschließen, stößt an die durch die ärztliche Schweigepflicht gesetzten Grenzen. Es muß daher in Einzelfällen auf die Outsourcing-Maßnahme verzichtet werden, denn Personen, die nicht im Krankenhaus beschäftigt sind, können nicht „berufsmäßig tätige Gehilfen" sein.

---

[64] Hergeth: Rechtliche Anforderungen an das IT-Outsourcing im Gesundheitswesen, S. 42.
[65] Hergeth: Rechtliche Anforderungen an das IT-Outsourcing im Gesundheitswesen, S. 43.

4.4 Steuerrechtliche Bedeutung

Auch im Steuerrecht sind bei der Outsourcing-Entscheidung Besonderheiten zu beachten, da ansonsten der Verlust steuerlicher Vorteile im Raum steht. So könnte es zu einem Wegfall der Gemeinnützigkeit kommen oder die erbrachte Dienstleistung, die nun ausgegliedert wird, eventuell umsatzsteuerpflichtig werden.

4.4.1 Gemeinnützigkeit

Von besonderer Bedeutung im Krankenhausbereich ist der Gesichtspunkt der Gemeinnützigkeit, da er mit steuerlichen Vorteilen einhergeht.[66]

4.4.1.1 Voraussetzung: gemeinnütziger Zweck

Zunächst ist zu beachten, daß nach § 51 Abs. 1 S. 1 Abgabenordnung (AO) nur Körperschaften (öffentlicher- oder privatrechtlicher Natur) im Sinne des Körperschaftssteuergesetzes (KStG) gemeinnützig nach dem Steuerrecht sein können. Unter Körperschaften sind nach § 51 Abs. 1 S. 2 AO Körperschaften (sic!), Personenvereinigungen und Vermögensmassen im Sinne des Körperschaftssteuergesetzes (KStG) zu verstehen.

Für den Bereich des öffentlichen Rechts fallen die sogenannten Betriebe gewerblicher Art, nicht aber die juristischen Personen des öffentlichen Rechts als solche darunter.

Aus dem privatrechtlichen Bereich kommen Vereine, Aktiengesellschaften, Gesellschaften mit beschränkter Haftung und Stiftungen des Privatrechts in Betracht.

Da natürlichen Personen oder Personengesellschaften immer ein überwiegend eigenwirtschaftlicher Zweck unterstellt wird, können diese nicht die Vorteile der Gemeinnützigkeit in Anspruch nehmen.[67]

Gemäß §§ 56 - 57 AO ist es darüber hinaus notwendig, daß die Körperschaft mit dem Betrieb des Krankenhauses durch den Träger ausschließlich und unmittelbar steuerbegünstigte Zwecke verfolgt. Diese können gemeinnütziger, mildtätiger oder kirchlicher Art sein nach §§ 52 - 54 AO. Die „Förderung des öffentlichen Gesundheitswesens und der Gesundheitspflege" gilt nach § 52 Abs. 2 Nr. 2 AO als gemeinnütziger Zweck. Der Betrieb eines Krankenhauses fällt in den Bereich des öffentlichen Gesundheitswesens, so daß grundsätzlich ein gemeinnütziger Zweck vorliegt.

---

[66] Wewel: Ausgliederung wirtschaftlicher Geschäftsbetriebe durch steuerbefreite Einrichtungen, S. 276.
[67] Henke/Bernhanu/Mackenthu: Die Zukunft der Gemeinnützigkeit von Krankenhäusern, S. 16.

Das Kriterium der Ausschließlichkeit (§ 56 AO) wird erfüllt, wenn die Körperschaft nur ihre gemeinnützigen Zwecke verfolgt.

Unmittelbarkeit nach § 57 AO ist gegeben wenn die Körperschaft ihre steuerbegünstigten satzungsmäßigen Zwecke selbst betreibt. Dies dürfte bei einem Krankenhausträger in der Regel vorliegen, da er das Krankenhaus betreibt und bewirtschaftet.

Weiterhin ist Voraussetzung, daß dieser gemeinnützige Zweck selbstlos die Allgemeinheit fördert. Dies bestimmt sich nach § 55 AO und bedeutet, daß nicht in erster Linie eigenwirtschaftliche, d.h. gewerbliche oder sonstige Erwerbszwecke verfolgt werden. Daß im Geschäftsbetrieb Gewinne erwirtschaftet werden, steht dabei der Gemeinnützigkeit generell nicht entgegen, sondern es kommt auf die Mittelverwendung an. Das Kriterium der Allgemeinheit erfordert, daß der Kreis der Personen, denen die Förderung zugute kommt, nicht fest abgeschlossen ist oder infolge seiner engen Abgrenzung dauernd nur klein sein kann.[68]

Diese verfolgten gemeinnützigen Zwecke müssen schließlich so konkret wie möglich in der Satzung niedergelegt sein und tatsächlich von der Geschäftsführung entsprechend umgesetzt werden, damit diese auch vom Finanzamt dauerhaft so anerkannt werden können (§§ 60, 63 AO).

4.4.1.2 Krankenhaus als Zweckbetrieb

Problematisch kann es sein, wenn das Krankenhaus im Sinne des § 14 AO als wirtschaftlicher Geschäftsbetrieb anzusehen ist, da dann der Wegfall einiger Steuervergünstigungen im Raum steht. In einem wirtschaftlichen Geschäftsbetrieb wird eine selbständige nachhaltige Tätigkeit ausgeübt, d. h. es wird auf eigene Rechung und Gefahr gehandelt. Dadurch werden Einnahmen oder andere wirtschaftliche Vorteile erzielt. Die ausgeübte Tätigkeit muß über den Rahmen reiner Vermögensverwaltung hinausgehen. Damit erfüllt der Krankenhausbetrieb diese Voraussetzung, eine darüber hinaus gehende Gewinnerzielungsabsicht muß nicht vorliegen.[69]

Als Folge daraus ist - je nach Einzelsteuergesetz - in der Regel das Vorliegen eines Zweckbetriebs nach § 65 AO nachzuweisen. Für den Krankenhausbereich gilt hier die Erleichterung nach § 67 Abs. 1 AO, wonach ein Zweckbetrieb vorliegt, wenn 40 Prozent der jährlichen Pflegetage auf Patienten fallen, für die nur Entgelte für allgemeine Krankenhausleistungen berechnet werden.

---

[68] Henke/Bernhanu/Mackenthu: Die Zukunft der Gemeinnützigkeit von Krankenhäusern, S. 17.
[69] Henke/Bernhanu/Mackenthu: Die Zukunft der Gemeinnützigkeit von Krankenhäusern, S. 18.

4.4.1.3 Auswirkungen

Das Privileg der Gemeinnützigkeit umfaßt neben der Spendenempfangsbe-
rechtigung und der Befreiung von der Ertragsbesteuerung insbesondere auch
die Befreiung von der Erbschafts- und Schenkungssteuerpflicht für Zu-
wendungen sowie die Grundsteuerbefreiung (§ 49 EStDV, § 5 Abs. 1 Nr. 9
KStG, § 2 Nr. 6 GewStG, § 13 Abs. 1 Nr. 16b Erbschaftssteuergesetz, § 3 Abs.
1 S. 1 Nr. 3b GrStG).

Sollte nun im Wege von Outsourcing-Maßnahmen der Verlust der Gemeinnützigkeit in Betracht kommen, sind zukünftig folgende Steuerlasten zu tragen:
Falls das Krankenhaus nun im Rahmen einer Kapitalgesellschaft betrieben
werden sollte, wird es unbeschränkt körperschaftspflichtig und hat 25 Prozent
des zu versteuernden Einkommens zuzüglich 5,5 Prozent Solidaritätszuschlag
zu entrichten (§ 23 Abs. 1 KStG).

Für die Gewerbesteuer kommt jedoch eine Steuerfreiheit nach § 3 Nr. 20b
GewStG in Betracht, falls ein Zweckbetrieb nach § 67 AO vorliegt. Das gleiche
gilt hinsichtlich der Grundsteuerbefreiung für Grundbesitz der für Krankenhaus-
zwecke genutzt wird (§ 4 Nr. GrStG). Für die übrigen Bereiche ist hingegen
keine Grundsteuerbefreiung möglich.

Neben den zukünftigen steuerlichen Auswirkungen fallen auch für die Vergangenheit etwaige steuerbare Umsätze an. So besteht die Gefahr, daß eine
Ertragsbesteuerung für in der Vergangenheit angefallene Gewinne oder
sonstige Vermögenszuflüsse für die letzten zehn Kalenderjahre vorzunehmen
ist § 13 Abs. 1 Nr. 16b ErbStG, § 61 Abs. 3 AO.

Weiterhin gilt es zu beachten, daß Krankenhäuser nach § 5 Abs. 1 Nr. 9 S. 1, 2
KStG „nur" insoweit von der Besteuerung befreit sind. Das bedeutet, sollte die
Steuerbehörde einen eigenständigen wirtschaftlichen Geschäftsbetrieb für ein-
en Teil eines outgesourcten Unternehmenszweiges annehmen, sind die ent-
sprechenden Einnahmen nicht mehr dem Zweckbetrieb des Krankenhauses zu-
zuordnen und entsprechend steuerpflichtig. Beispielsweise wurde für die entgeltliche Überlassung eines medizinischen Großgeräts inklusive des
medizinisch-technischen Personals durch ein Krankenhaus an eine ärztliche
Praxisgemeinschaft ein steuerpflichtiger wirtschaftlicher Geschäftsbetrieb angenommen.[70]

---

[70] BFH, 06.04.2005 - I R 85/04, BB 2005, S. 2003.

4.4.2 Umsatzsteuerbefreiung

Grundsätzlich besteht nach § 4 Nr. 14b UStG eine Umsatzsteuerbefreiung für Krankenhausbehandlungen, ärztliche Heilbehandlungen einschließlich der Diagnostik, Befunderhebung, Vorsorge, Rehabilitation, Geburtshilfe und Hospizleistungen sowie damit eng verbundene Umsätze, soweit sie von Einrichtungen nach § 4 Nr. 14 Buchst. b S. 2 Doppelbuchst. aa – gg UStG erbracht werden. Alle Krankenhäuser nach § 107 SGB V und zugelassene Krankenhäuser nach § 108 SGB V fallen unter diese Regelung nach Doppelbuchst. aa.[71]

4.4.2.1 Eng verbundene Umsätze

Für die Umsatzsteuerbefreiung müssen die erzielten Umsätze mit der Krankenhausbehandlung eng verbunden sein. Als eng verbundene Umsätze sind Leistungen anzusehen, die für diese Einrichtungen nach der Verkehrsauffassung typisch und unerlässlich sind, regelmäßig und allgemein beim laufenden Betrieb vorkommen und damit unmittelbar oder mittelbar zusammenhängen. Die Umsätze dürfen nicht im Wesentlichen dazu bestimmt sein, den Einrichtungen zusätzliche Einnahmen durch Tätigkeiten zu verschaffen, die in unmittelbarem Wettbewerb zu steuerpflichtigen Umsätzen anderer Unternehmer stehen.[72] Dem Einführungsschreiben des Bundesfinanzministeriums zu diesem Sachverhalt entsprechend kann beispielsweise zu den eng verbundenen Umsätzen die Überlassung von Einrichtungen und medizinischem Hilfspersonal an angestellte Ärzte für deren selbständige Tätigkeit und an niedergelassene Ärzte zur Mitbenutzung gehören. Nicht zu den eng verbundenen Umsätzen dagegen gehört die entgeltliche Abgabe von Speisen und Getränken an Besucher.[73] Die Personalgestellung des Krankenhauses an eine Arztpraxis jedoch kann einen eng verbundenen Umsatz darstellen, wenn diese Personalgestellung für die ärztliche Versorgung der Krankenhauspatienten unerläßlich ist.[74]

4.4.2.2 Steuerliche Auswirkung

Wie oben dargestellt sind Eigenleistungen, die unter § 4 Nr. 14 b UStG fallen, von der Umsatzsteuer befreit. Werden allerdings diese Leistungen nun von einem anderen Anbieter eingekauft, unterliegen sie der Umsatzsteuerpflicht nach § 1 Abs. 1 Nr. 1 UStG, da sie nicht mehr von einem Krankenhaus erbracht

[71] Bundesministerium der Finanzen: Einführungsschreiben zu § 4 Nr. 14 UStG, S. 11f.
[72] Bundesministerium der Finanzen: Einführungsschreiben zu § 4 Nr. 14 UStG, S. 17.
[73] Bundesministerium der Finanzen: Einführungsschreiben zu § 4 Nr. 14 UStG, S. 17.
[74] Cramer: Umsatzsteuer bei Krankenhaus-Kooperationen, S. 381.

werden. Die Umsatzsteuerbefreiung des Krankenhauses an sich bleibt zwar davon unberührt, jedoch kann es so zu einer Verteuerung der eingekauften Leistung kommen und diese Überlegung muss in die Outsourcing-Entscheidung miteinbezogen werden. Kostenvorteile können dann nur erzielt werden, wenn die eingekaufte Leistung einschließlich der fälligen Mehrwertsteuer günstiger ist als die eigene Leistungserstellung.

4.4.2.3 Ausnahme: umsatzsteuerliche Organschaft

Das Problem der Umsatzsteuerbelastungen kann durch das Gestaltungsinstrument der sogenannten umsatzsteuerlichen Organschaft umgangen werden. Diese hat sich für umsatzsteuerbefreite Krankenhäuser sogar zum zentralen Gestaltungsinstrument entwickelt.[75] Ausgangspunkt für die umsatzsteuerliche Organschaft ist § 2 Abs. 2 Nr. 2 UStG. Danach liegt eine Organschaft vor, wenn eine juristische Person nach dem Gesamtbild der tatsächlichen Verhältnisse finanziell, wirtschaftlich und organisatorisch in das Unternehmen des Organträgers eingegliedert ist.

Abbildung 3: Umsatzsteuerliche Organschaft

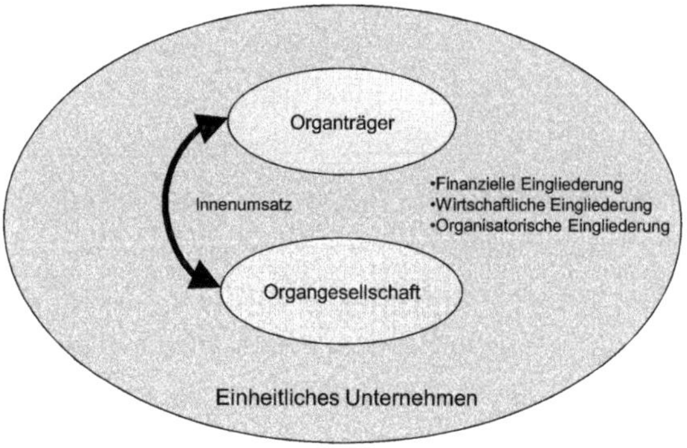

Quelle: Eigene Darstellung.

Diese Eingliederung führt dann dazu, daß das Tochterunternehmen als Organgesellschaft zwar nach wie vor rechtlich selbständig ist, jedoch seine gewerbliche oder berufliche Tätigkeit nicht mehr selbständig ausübt und so nicht mehr als Unternehmer nach § 2 Abs. 1 S. 1 UStG anzusehen ist.[76] Jedoch müssen stets alle drei der Eingliederungsmerkmale (finanziell, wirtschaftlich und

---

[75] König/Baudis/Bröße: Organschaften und Horizontale Privatisierung, S. 149; Klaßmann: Die umsatzsteuerliche Organschaft, Das Krankenhaus, S. 1169.
[76] Weber: Praxisleitfaden: Gründung von Servicegesellschaften, S. 83.

- Rechtliche Aspekte -

organisatorisch) kumulativ vorliegen, allerdings nicht zwingend in der gleichen Intensität.

Finanzielle Eingliederung

Eine finanzielle Eingliederung liegt nach ständiger Rechtsprechung des Bundesfinanzhofs vor, wenn der Organträger unmittelbar oder mittelbar in einer Weise an der Organgesellschaft beteiligt ist, daß er seinen Willen durch Mehrheitsbeschluss durchsetzen kann. Maßgebend ist dafür die Stimmmehrheit, sofern keine qualifizierte Mehrheit für Beschlüsse erforderlich ist. So ist demnach eine rechtlich selbständige Service-GmbH finanziell in das Unternehmen des Krankenhauses eingegliedert, wenn das Krankenhaus mindestens 50 Prozent der Anteile hält.[77]

Wirtschaftliche Eingliederung

Die wirtschaftliche Eingliederung erfordert, daß die Tochtergesellschaft der Muttergesellschaft untergeordnet ist und ein enger vernünftiger wirtschaftlicher Zusammenhang im Sinne einer wirtschaftlichen Einheit vorliegt. Demzufolge müssen die Tätigkeiten aufeinander abgestimmt sein und sich fördern und ergänzen.[78] Dies ist beispielsweise gegeben, wenn die Tätigkeit der Speisenzubereitung in der Küche eines Krankenhauses in eine Service-GmbH ausgelagert wird und diese nun die Belieferung übernimmt.[79]

Organisatorische Eingliederung

Weiterhin muss eine organisatorische Eingliederung vorliegen. Das ist der Fall, wenn durch organisatorische Maßnahmen sichergestellt wird, daß der Wille des Organträgers tatsächlich von der Organgesellschaft ausgeführt wird.[80] Dazu muß sie die Kompetenz haben und auch nachhaltig davon Gebrauch machen. Diese Kompetenz äußert sich dadurch, in der täglichen Geschäftsführung Einzelfallentscheidungen zu treffen und diese gegebenenfalls durchzusetzen. Gewährleistet wird diese Möglichkeit durch die Verflechtung von Geschäftsführungsbefugnissen oder durch Personalunion von Entscheidungsträgern bei Organträger und Organgesellschaft.

Die umsatzsteuerliche Organschaft ist besonders für steuerbegünstigte Einrichtungen, wie sie Krankenhäuser sind, von großer wirtschaftlicher Bedeutung.

---

[77] Weber, Praxisleitfaden: Gründung von Servicegesellschaften, S. 84.
[78] Weber, Praxisleitfaden: Gründung von Servicegesellschaften, S. 84.
[79] Hösel: Make or buy? Outsourcing im Krankenhaus, S. 82.
[80] Weber: Praxisleitfaden: Gründung von Servicegesellschaften, S. 84.

Sollten die Voraussetzungen hierfür nicht mehr vorliegen, sind die Lieferungen und Leistungen zwischen Organträger und Organgesellschaft der regulären Umsatzsteuer von 19 Prozent unterworfen. Da im gemeinnützigen Bereich ein Vorsteuerabzug wegen der regelmäßig vorliegenden Umsatzsteuerbefreiung nicht möglich ist, besteht ansonsten die Gefahr einer ungewollten wirtschaftlichen Belastung.

4.4.3 Fazit

Das deutsche Steuerrecht gilt nicht zu Unrecht als eines der kompliziertesten und am schwersten zu durchdringenden Rechtsgebiete. Zahlreiche Ausnahmeregelungen und Einzelfallentscheidungen tragen nicht gerade zu einem schnellen und umfassenden Verständnis bei.

Wie gezeigt stehen aber teilweise hohe steuerliche Belastungen im Raum, die die endgültige Outsourcing-Entscheidung wesentlich beeinflussen sollten. Falls daher eine endgültige Rechtssicherheit über einen zukünftigen Sachverhalt gewollt ist, bietet es sich an darüber eine verbindliche Auskunft nach § 89 Abs. 2 AO einzufordern. Nur so läßt sich die notwendige Rechtssicherheit gewinnen, da die jeweilige Behörde damit an ihre vorherige Auskunft gebunden ist.

4.5 Vergaberechtliche Bedeutung

Krankenhäuser, die in öffentlich-rechtlicher Trägerschaft stehen müssen bei der Vergabe von Leistungen die Vorschriften des Vergaberechts einhalten. Diese Regelungen finden sich in den §§ 97 ff. des Gesetztes gegen Wettbewerbsbeschränkungen (GWB), der Vergabeordnung und den Verdingungsordnungen (VOB, VOL, VOF). Durch die Einschaltung eines Dritten im Rahmen des Outsourcing dürfen diese Regelungen nicht umgangen werden. Daher sind die wesentlichen Eckpunkte, sowie die Grundlagen der späteren Leistungsbewertung vor einem Zuschlag an einen Dienstleister im Vergabeverfahren konkret vorzugeben.[81]

4.6 Förderrechtliche Regelungen

Neben den bisher erläuterten Regelungen sind im Krankenhausbereich aufgrund der besonderen Finanzierungsart ebenso die förderrechtlichen Regelungen zu beachten.[82]

---

[81] Vogelsang: Dienstleisterkonzepte für die Versorgungslogistik, S. 31
[82] Degener-Hencke: Krankenhausversorgung und -finanzierung,, Rn. 71-75; Henning: Out- und Insourcing im Krankenhaus, S. 94.

4.6.1 Finanzierungsstruktur

Zum besseren Verständnis ist zunächst eine kurze Einführung in die Finanzierungsstruktur erforderlich. Ausgangspunkt für Krankenhäuser, die in den Bereich der gesetzlichen Krankenversicherung fallen, ist dabei grundsätzlich das Krankenhausfinanzierungsgesetz (KHG). Nach § 4 KHG erfolgt die Krankenhausfinanzierung über ein dualistisches System aus Krankenhausförderung und Betriebskostenfinanzierung.[83] Demzufolge übernehmen die Länder die notwendigen Investitionskosten und die Krankenkassen die laufenden Betriebskosten, indem sie die Behandlung von Patienten vergüten.

Nach § 2 Nr. 2 KHG ist zu unterscheiden zwischen Investitionskosten bei der Errichtung von Krankenhäusern und bei der Anschaffung von Wirtschaftsgütern (ohne Verbrauchsgüter). Nach § 9 Abs. 1 KHG werden per Einzelantrag die Errichtung von Krankenhäusern einschließlich der Erstausstattung und die Beschaffung von Anlagegütern mit einer durchschnittlichen Nutzungsdauer von über drei Jahren gefördert.

Die laufenden Betriebskosten hingegen werden durch Fallpauschalen erlöst, die nach dem DRG-System mit den gesetzlichen und privaten Krankenkassen abgerechnet werden.

4.6.2 Auswirkung von Outsourcing-Entscheidungen

Führt nun eine Outsourcing-Entscheidung zu einem Verkauf von Anlagegütern, also zu einer Desinvestition, muß zuerst geprüft werden ob und mit welchen Mitteln die vorherige Investition gefördert worden ist. Sollten daher Fördermittel aufgrund einer Einzelantragsförderung gewährt worden sein, unterliegen sie einer strengen Zweckbindung, die aus dem jeweiligen Förderbescheid hervorgeht. Sie sind nur für die beantragte Investition zu verwenden. Wird nun dieses geförderte Investitionsobjekt innerhalb seiner gewöhnlichen Nutzungsdauer bzw. vor vollständiger Abschreibung verkauft, wird eine förderschädliche Verwendung angenommen. Die Förderung kann daher grundsätzlich zurückgefordert werden. Eine gesetzliche Regelung findet sich für Bayern beispielsweise in Art. 19 Abs. 1 Bayerisches Krankenhausgesetz (BayKrG). Nach Ablauf der betriebsgewöhnlichen Nutzungsdauer hingegen kann von einer zweckentsprechenden Nutzungsdauer ausgegangen werden. Anstehende Verkaufserlöse stehen dann dem Krankenhaus zur freien Verfügung. Restverkaufserlöse

---

[83] Szabados: Krankenhäuser als Leistungserbringer in der gesetzlichen Krankenversicherung, S. 109f.

von Investitionsobjekten, die aus pauschalen Fördermitteln finanziert wurden, verbleiben ebenfalls dem Krankenhaus und können frei verwendet werden (s.a. Art. 9 Abs. 3 KHG).

Wie die Restverkaufserlöse werden auch die Erlöse aus der outsourcing-bedingten Vermietung und Verpachtung bestimmter Betriebsmittel behandelt.[84]

Insgesamt sind daher vor dem Treffen der Outsourcing-Entscheidung eventuelle Rückforderungsansprüche zu bedenken und in die Entscheidung mit einzubeziehen.

---

[84] Böckenhoff: Was bringt Outsourcing, S. 55.

5. Zusammenfassende Betrachtung und Ausblick

Eindeutig lassen und müssen sich auch in einem Krankenhaus durch die Möglichkeiten des Outsourcing wirtschaftliche Vorteile erzielen lassen, um so u.a. die Wettbewerbsfähigkeit und Konkurrenzfähigkeit des Unternehmens am Markt erhalten zu können.

Die Anschaffung teurer Geräte kann entfallen und Personalkosten reduziert werden. Bevor aber eine so weitreichende Entscheidung wie Outsourcing getroffen wird, gilt es sich klar zu machen, daß damit nicht nur zwingend Vorteile erzielt werden. Vielmehr gilt es sich auch der Grenzen mit denen man hierbei konfrontiert wird, bewußt zu werden, diese zu analysieren und zu beachten. Denn ein Wunder- oder Allheilmittel gegen kostenträchtige Bereichen stellt das Outsourcing nicht da. Chancen und Risiken der Umsetzung sind daher genau abzuwiegen.

Neben der fundierten Auswahl des betreffenden Bereichs muß eine genaue Zieldefinition vorgenommen werden, was mit dieser Maßnahme genau bezweckt wird. Eine umfassende Betrachtung der Kosten- und Nutzenseite ist ebenso notwendig.

Im Weiteren ist auch darauf zu achten, die rechtlichen Rahmenbedingungen zu beachten oder andere juristische Fallstricke zu umgehen. Nur so ist gewährleistet, daß die erwarteten wirtschaftlichen Vorteile auch erzielt werden können.

Unternehmenspolitisch empfiehlt es sich, eine offene Kommunikation zu pflegen und einen regen Informationsaustausch mit den Mitarbeitern anzustreben. So können etwaig auftretende Ängste und Bedenken schon im Vorfeld zerstreut oder abgemildert werden.

Ebenfalls ist zu bedenken, daß mit der Auslagerung über die Art und Weise der Leistungserbringung des betreffenden Bereichs das „Ruder" dauerhaft aus der Hand gegeben wird. Diesen Umstand gilt es sich besonders bewußt zu machen, da damit nachhaltig strategische Wettbewerbsnachteile verbunden sein können.

Wenn alle relevanten Punkte beachtet worden sind, kann Outsourcing ein Erfolgsfaktor für das Krankenhaus darstellen. Nur durch ständige Veränderung und Anpassung an die aktuellen Rahmenbedingungen kann das Unternehmen Krankenhaus sicher durch die Untiefen der anstehenden Gesundheitsreformen geführt werden.

Literaturverzeichnis

Bacher, Matthias Richard: Outsourcing als strategische Marktentscheidung, Wiesbaden 2000.

Balze, Wolfgang/Rebel, Wolfgang/Schuck, Peter: Outsourcing und arbeitsrechtliche Restrukturierung von Unternehmen – Tipps und Taktik, Heidelberg, 2007.

Beer, Martin: Outsourcing unternehmensinterner Dienstleistungen, Wiesbaden, 1997.

Bienzeisler, Bernd; Löffler Theodora: Jenseits von Kennzahlen: Interaktionskompetenzen zur Steigerung der Dienstleistungsproduktivität. In: Brugn, Manfred/Staus, Bernd: Dienstleistungscontrolling, Wiesbaden, 2006.

Bittner, Katja: Wie viel „Küche vor Ort" ist finanzierbar. In: KU spezial Küche und Service im Krankenhaus, Heft 5, 2009.

Böckenhoff, Norbert; Dransfeld, Stefan, Hailer Bettina; Jeschke, Horst A.: Fremde Quellen nutzen. In: Jeschke, Horst A./Hailer, Bettina: Outsourcing im Klinikbereich, Kulmbach 1995.

Brückner-Bozetti, Peter/Schweizer, Simone: Krankenhausmanagament und Arbeitnehmerstrategie, Frankfurt am Main, 2000.

Bundesärztekammer, Kassenärztliche Bundesvereinigung: Empfehlungen zur ärztlichen Schweigepflicht. In: Deutsches Ärzteblatt, Heft 19, 09.05.2008. S. 1026ff.

Bundesministerium der Finanzen, Einführungsschreiben zu § 4 Nr. 14 UStG in der ab dem 1. Januar 2009 geltenden Fassung, http://www.bundesfinanzministerium.de/nn_290/DE/BMF__Startseite/Aktuelles /BMF__Schreiben/Veroffentlichungen__zu__Steuerarten/umsatzsteuer/221a,t emplateId=raw,property=publicationFile.pdf, Zugriff am 15.09.2010.

Cramer, Udo, Umsatzsteuer bei Krankenhaus-Kooperationen, In: MedR 2005, Heft 6, S. 381ff.

Decker, Franz: Das große Handbuch Management für soziale Institutionen, Landsberg am Lech 1997.

Degener-Hencke, Udo: Krankenhausversorgung und –finanzierung. In: Krankenhausrecht – Praxishandbuch zum Recht des Krankenhauswesens, Huster, Stefan (Hrsg.), 2010.

Deutsch, Erwin: Das Organisationsverschulden des Krankenhausträgers. In: NJW 2000, S. 1745.

Eichhorn, Peter; Seelos, Hans-Jürgen, Schulenburg Graf von der, J.-Matthias: Das Krankenhaus im Gesundheitssystem – Vorspann. In: Krankenhausmanagement, Eichhorn, Peter, Seelos, Hans-Jürgen, Schulenburg Graf von der, J.-Matthias (Hrsg.), München 2000.

Eichhorn, Schmidt-Rettig: Notwendigkeit und Empfehlungen für einen Paradigmenwechsel der Leistungsorganisation des Krankenhauses, S. 11f. In Eichhorn, Siegfried; Schmidt-Rettig, Barbara, Krankenhausmanagement Zukünftige Struktur und Organisation der Krankenhausleitung, Stuttgart, 2001.

Eichhorn, Siegfried: Krankenhausbetriebslehre III. Theorie und Praxis der Krankenhaus-Leistungsrechnung. Bd III. Köln, 1987.

Eiff von, Wilfried/ Vauth, Ann-Kathrin/ Kordes, Maria: Outsourcing im Speisemanagement. In: Das Krankenhaus Nr. 5 2010, S. 445- 451.

Erler, Thomas: Outsourcing von Krankenhausleistungen, Saarbrücken 2006.

Fleßa, Stefan: Grundzüge der Krankenhausbetriebslehre, München 2010.

Fleßa, Stefan: Grundzüge der Krankenhaussteuerung, München 2008.

Frank, Charlotte: Einschnitte für Ärzte, Krankenhäuser und Patienten. In: Süddeutsche Zeitung vom 17.08.2010, Nr. 188, München, S. 6.

Frank, Charlotte: Krank gespart. In: Süddeutsche Zeitung vom 24.08.2010, Nr. 194, München, S. 2.

Haaz, Heiko: Tätigkeitsfeld Datenschutzbeauftragter, Frechen 2000.

Hanke, Markus: Controlling von Outsourcing-Projekten, Hamburg 2007.

Haubrock, Manfred, Schär Walter: Betriebswirtschaft und Management im Krankenhaus, Bern, 2007.

Henke, Klaus-Dirk/Bernhanu, Samuel/Mackenthu, Birgit: Die Zukunft der Gemeinnützigkeit von Krankenhäusern, Berlin 2004.

Henning, Sven: Festlegung der optimalen Leistungstiefe im Krankenhaus durch Make-or-Buy-Entscheidungen, Universität Nürnberg, 1995.

Henning, Sven: Out- und Insourcing im Krankenhaus: Potentiale und entscheidungsunterstützende Verfahren; Nürnberg, Lehrstuhl für Betriebswirtschaftslehre und Operations Research der Universität Erlangen-Nürnberg, Diss, 1998.

Hergeth, Annette: Rechtliche Anforderungen an das IT-Outsourcing im Gesundheitswesen, Frankfurt am Main 2009.

Hösel, Anette: Make or buy? Outsourcing im Krankenhaus, Berlin 2010.

Karl, Peter A.: Varianten der Privatisierung kommunaler Allgemein-krankenhäuser, Köln 1999.

Kastner, Bernd: Eine Art Bankrotterklärung – Zwei interne Papiere beschreiben die teilweise chaotischen Zustände in der Sterilgutaufbereitung im städtischen Klinikum Bogenhausen. In: Süddeutsche Zeitung vom 06.08.2010, S. 6.

Kirchner, Michael: Outsourcing nicht-medizinischer Leistungen für Krankenhäuser. In: Gesundheitsstadt Berlin e.V.: Handbuch Gesundheits-wirtschaft - Kompetenzen und Perspektiven der Hauptstadtregion, Berlin, 2007.

Klaßmann, Ralf: Die umsatzsteuerliche Organschaft. In: Das Krankenhaus, Heft 11/2008, S. 1169ff.

Klauber, Jürgen/Geraedts, Max/ Friedrich, Jörg: Krankenhaus-Report 2010, Stuttgart 2010.

Knoop, Jürgen: Labormedizin: Outsourcing notwendig. In: Dtsch Ärzteblatt 2004; S. 1010.

Köhler-Frost, Wilfried (1993): Outsourcing – sich besinnen auf das Kerngeschäft, In: Outsourcing, Hrsg.: Köhler-Frost, Wilfried, Berlin, S. 13-30.

König, Hans-Joachim/Baudis, Ricarda/Brößke, Christof, Organschaften und Horizontale Privatisierung, In: Zukunftsorientierter Wandel im Krankenhaus-management, Behrendt, Ingo; König, Hans-Joachim; Krystek, Ulrich (Hrsg.), Berlin 2009.

Krüger, Wilfried/Homp, Christian: Kernkompetenz-Management, Wiesbaden 1997.

Krystek, Outsourcing als strategische Option, In: Zukunftsorientierter Wandel im Krankenhausmanagement, Behrendt, Ingo; König, Hans-Joachim; Krystek, Ulrich (Hrsg.), Berlin 2009.

Leisner, Walter: Einschaltung Privater bei der Leistungsabrechnung in der Gesetzlichen Krankenversicherung – Verfassungsrechtliche Vorgaben für eine anstehende gesetzliche Neuregelung. In: NZS 2010, S. 129.

Mair, Christian: Outsourcing < Outside Resource Using? A German Folk Etymology for an English Neologism, In: Linguists (Don't') Only Talk About It, Fill, Alwin; Marko, Georg, Newby, David; Penz, Hermine, Tübingen, 2006.

Maleri Rudolf/Frietsche, Ursula: Grundlagen der Dienstleistungsproduktion, Heidelberg, 2008.

Merschbächer, Günter: Unternehmensübergreifende Kooperation. In: Kranken-hausmanagement, Eichhorn, Peter, Seelos, Hans-Jürgen, Schulenburg Graf von der, J.-Matthias (Hrsg.), München 2000.

Mühlbacher, Axel/Pflügel Rajko: Strategien des Outsourcing: Das (Digitale) Krankenhaus zwischen Integration und Fokussierung, Berlin, 2008.

Müthlein, Thomas/Heck, Jürgen: Outsourcing und Datenschutz, Frechen, 2006.

Niebling Dr. Jürgen: Outsourcing – Rechtsfragen und Vertragsgestaltung, Stuttgart, 2006.

Oesterwinter, Heike: Weitergabe von Patientendaten gesetzlich Versicherter an externe Abrechnungsstellen. In: BKG-Mitteilungen vom 15.10.2010, 16/2010, München 2010, S. 6.

Ossen, Peter: Der Ärztestreik und seine Folgen, 7.2010, In: Das Krankenhaus, Berlin, 2010.

Osterloh, Jan: Outsourcing von Sekundären Servicebereichen, Berlin, 2004.

Riedl, René: Begriffliche Grundlagen des Business Process Outsourcing. In Information Management & Consulting, Nr. 18, Saarbrücken, 2003.

Rinken, Alfred: Alternativen zur Privatisierung, Baden-Baden, 2008.

Schau, Günther/Koch, Ulrich: Arbeitsrecht von A-Z, München, 2009.

Schiefer, Bernd: Outsourcing, Auftragsvergabe, Betriebsübergang – nach geänderter Rechtsprechung. In: NZA 1998, S. 1095.

Schmid, Josef: Antrag zur dringlichen Behandlung in der Vollversammlung am 28.07.2010, Rathaus-Umschau vom 13.07.2010, Ausgabe 130, Presse- und Informationsamt der Landeshauptstadt München (Hrsg.), München, S. 18.

Schnieder, Karl-Heinz: In: Handbuch Gesundheitswirtschaft - Kompetenzen und Perspektiven der Hauptstadtregion, Gesundheitsstadt Berlin e.V. (Hrsg.), Berlin 2007.

Siegert, Jochen: Insourcing und Outsourcing in Krankenhäusern. In: Neubauer, Günther, Neubiberg, 2001, S. 77ff.

Statistisches Bundesamt, Gesundheit – Grunddaten der Krankenhäuser, Fachserie 12, Reihe 6.1.1, Wiesbaden, 2010.

Stößel, Frank Volker: Outsourcing in der öffentlichen Verrwaltung, Frankfurt am Main, 1998.

Sturm, Alexander: Arbeitsrechtliche Aspekte des Outsourcing, In: Wullenkord, Axel: Praxishandbuch Outsourcing – Strategisches Potenzial, aktuelle Entwicklungen, effiziente Umsetzung, München, 2005.

Szabados, Tibor: Krankenhäuser als Leistungserbringer in der gesetzlichen Krankenversicherung, Berlin, 2009.

Theisen, Heike: Outsourcing diagnostischer und therapeutischer Leistungen im Krankenhaus, Stuttgart, 1998.

Thomae, Heike: Probleme des Outsourcings im Krankenhaus. In: Arbeitsrecht im Krankenhaus, Weth, Stephan, Thomae, Heike; Reichold, Hermann (Hrsg), Köln, 2007.

Vogelsang, Roland: Dienstleisterkonzepte für die Versorgungslogistik von Krankenhäusern, Hannover, 2002.

Weber: Praxisleitfaden: Gründung von Servicegesellschaften, insbesondere für Krankenhäuser und Altenheime. In: Bayerischer Kommunaler Prüfungs- verband, Geschäftsbericht, 2003.

Weth, Stephan, Thomae, Heike, Reichhold, Hermann: Arbeitsrecht im Krankenhaus, Köln, 2007.

Wewel, Thomas: Ausgliederung wirtschaftlicher Geschäftsbetriebe durch steuerbefreite Einrichtungen. In: DStR, München, 1998, S. 274.

Widman, Marc, Die Katastrophe einer Nacht. In: Süddeutsche Zeitung vom 24.08.2010, Nr. 194, S. 2.

Wodarz, Katharina; Sellmann, Christian: Neuausrichtung von Krankenhäusern – Handlungsoptionen und regulatorische Vorgaben. In: Neue Zeitschrift für Sozialrecht (NZS), München, 2008, S. 466.

Wollenschläger, Michael/Harbou von, Christoph: Arbeitsrechtliche Fragen bei Privatisierungs- und Outsouringmaßnahmen in öffentlichen Krankenhäusern. In: Neue Zeitschrift für Arbeitsrecht (NZA), 19/2005, S. 1081- 1092.

Wullenkord, Axel: Entwicklungen und Perspektiven im Outsourcing. In: Wullenkord, Axel: Praxishandbuch Outsourcing – Strategisches Potenzial, aktuelle Entwicklungen, effiziente Umsetzung, München, 2005.

Zuck, Rüdiger: Rechtsprobleme des Outsourcing im medizinischen Bereich des Krankenhauses In: Eichhorn, Peter, Seelos, Hans-Jürgen, Schulenburg Graf von der, J.-Matthias: Krankenhausmanagement, München, 2000.